Wenn alles doof ist,
hilft nur noch Schokolade?

»Sag mir, was du isst,
und ich sage dir, wer du bist.«

Dr. Isabelle Huot, Dr. Catherine Senécal

Wenn alles doof ist, hilft nur noch Schokolade?

Schluss mit Heißhunger und Frustessen!

Aus dem Französischen von
Susanne Engelhardt

Haben Sie Fragen oder Anregungen zum Buch?
Erfahrungen, die Sie mit anderen teilen möchten?

Nutzen Sie unser Internetforum:
www.mankau-verlag.de/forum

mankau

Impressum

Bibliografische Information der Deutschen Nationalbibliothek
Die Deutsche Nationalbibliothek verzeichnet diese Publikation in der Deutschen Nationalbibliografie; detaillierte bibliografische Daten sind im Internet über http://dnb.d-nb.de abrufbar.

Dr. Isabelle Huot, Dr. Catherine Senécal
Wenn alles doof ist, hilft nur noch Schokolade?
Schluss mit Heißhunger und Frustessen!
ISBN 978-3-86374-566-0
1. Auflage Oktober 2020

Mankau Verlag GmbH
D-82418 Murnau a. Staffelsee
Im Netz: www.mankau-verlag.de
Internetforum: www.mankau-verlag.de/forum

Übersetzung aus dem Französischen: Susanne Engelhardt, München
Lektorat: Redaktionsbüro Julia Feldbaum, Augsburg
Endkorrektorat: Susanne Langer-Joffroy M. A., Germering
Cover/Umschlaggestaltung: Hauptmann & Kompanie Werbeagentur, Zürich
Infografiken: Johanne Lemay
Layout und Satz: Lydia Kühn, Aix-en-Provence, Frankreich
Energ. Beratung: Gerhard Albustin, Raum & Form, Winhöring

Bildnachweis:
Seite 41, 45, 116, 117: © **Shutterstock.com**
Illustration Seite 157: © **Colette Coughlin**

Druck: Druckerei C. H. Beck, Nördlingen

MIX
Papier aus verantwortungsvollen Quellen
FSC www.fsc.org FSC® C019821

Die Originalausgabe erschien unter dem Titel »Cessez de manger vos émotions«
© 2017, Les éditions de l'Homme, division du Groupe Sogides inc., filiale de Québecor Média inc. (Montréal, Québec)

Conseil des arts du Canada Canada Council for the Arts
Das Buchprojekt wurde mit Unterstützung des »Canada Council for the Arts« realisiert.

Inhalt

Geleitwort

Von Sophie Grégoire-Trudeau

Nehmen wir an ... Sie sind allein, niemand schaut Ihnen zu, Sie haben einen Moment Luft, im Auto, zu Hause, irgendwo draußen, ganz egal, wo. Wie gehen Sie damit um? Wie gehen Sie mit sich um? Großzügig, zärtlich, ermutigend und optimistisch? Oder verbringen Sie Ihre Zeit damit, sich mit anderen zu vergleichen, immer mehr zu wollen, sich zu unterschätzen und nicht wirklich auf sich achtzugeben? Ganz egal, was Sie erlebt oder durchgemacht haben, es ist nie zu spät dafür zu lernen, sich selbst zu lieben und zu respektieren. Besser spät als nie ...

Genau wie körperliche Betätigung und ausreichend Schlaf ist auch die Ernährung ein wesentlicher Teil einer gesunden Lebensweise und eines bewussten, verantwortungsvollen Umgangs mit sich selbst. Es gibt leicht erhältliche Lebensmittel, die das Gehirn versorgen, das Immunsystem anregen und dabei helfen, Hormonhaushalt und Schlafbedürfnis zu regulieren. Dieses Buch stellt Ihnen Tipps und Tricks vor, mit denen sich Gesundheit und Lebensqualität verbessern und die Länge des Lebens verlängern lassen! Isst man erst einmal besser und bewegt sich, kommt der Rest von selbst; man hat mehr Energie, denkt positiv und ist besser darauf vorbereitet, die kleinen und großen Ärgernisse des Lebens zu meistern!

Auf sich selbst achtzugeben ist das schönste Geschenk, das man sich machen kann. Seien wir aufrichtig und respektvoll gegenüber

uns selbst, bieten wir unserem Körper das Beste. Bringen wir unseren Kindern alles Wissenswerte über Ernährung bei, was ihnen ihr Leben lang helfen wird. Nutzen wir, was Mutter Natur uns zu bieten hat, um das Wohlbefinden unserer Generation und der nachfolgenden zu fördern.
Eine gesunde Ernährung ist kein Hexenwerk und kann das Schicksal des Menschen verändern: im Hinblick auf Körper, Herz und Geist!

Ein Hoch auf Ihre Gesundheit und die all jener, die Ihnen am Herzen liegen!

Sophie

Vorwort

Das sagt Isabelle

Ich habe mich immer für Essstörungen interessiert. Zuerst habe ich Psychologie studiert, dann habe ich mich den Ernährungswissenschaften zugewandt, weil ich den Menschen ganz grundsätzlich helfen wollte. Im Anschluss habe ich Praktika auf klinischen Stationen für Magersucht und Bulimie gemacht, im Krankenhaus Sainte-Justine in Montréal und in Genf, wo ich einen Teil meines Studiums absolviert habe. Als ich vor zwanzig Jahren im Krankenhaus anfing, berichtete mir Nancy, eine Freundin aus Kindertagen und Mitglied einer Selbsthilfegruppe für Essgestörte, von zahlreichen Fällen gestörten Essverhaltens. Darauf habe ich mich dann spezialisiert! Es freut mich zu sehen, wie das Leid meiner Patienten aufhört, wenn sie ihre Einstellung gegenüber dem Essen verändern, wenn sie ihre Selbstwahrnehmung überprüfen und Essen wieder genießen können! Essstörungen sind ein komplexes Thema, und ich habe schnell erkannt, dass die Einbeziehung einer Psychologin in die Arbeit meiner Firma *KiloSolution* auf lange Zeit ein Erfolgsgarant ist. Deshalb habe ich mich an Catherine gewandt, die Gründerin von *CHANGE* – ein Praxisverbund für Psychotherapie –, um sie für die Zusammenarbeit mit meinem Team von Ernährungsberatern zu gewinnen. Seit Jahren begleiten wir nun zusammen Betroffene, um sie bei ihren Bemühungen und Fortschritten zu unterstützen. Dieses Buch wäre nicht das gleiche ohne Catherines wesentlichen Beitrag zum Kapitel über Psychologie. Ich wünsche mir von Herzen, dass unsere Ratschläge Ihnen helfen, Frieden zu schließen mit dem Essen und mit Ihrem Körper!

Das sagt Catherine

Als ich noch nicht einmal zwanzig und gerade dabei war, meinen Schulabschluss mit Schwerpunkt Psychologie zu machen, fing ich an, ehrenamtlich zu arbeiten. Ich betreute Gruppen mit von Magersucht oder Bulimie Betroffenen für die gemein-

nützige Einrichtung *ANEB Québec.* Die Behandlung von Essstörungen war für mich eine Herzensangelegenheit. Ich habe dabei fesselnde Menschen kennengelernt, deren Probleme eine Herausforderung waren, auf die sich wenige Menschen beruflich spezialisiert hatten. Nach dem Studium der Psychologie habe ich in meiner Doktorarbeit über die Erkennung von Essstörungen bei Kindern geschrieben. Bei den anschließenden klinischen Praktika habe ich mit Erwachsenen gearbeitet, im Rahmen der Forschungen über Essstörungen im *Douglas-Institut für geistige Gesundheit* und im Royal-Victoria-Krankenhaus. Nach der Eröffnung der *CHANGE*-Praxis für Psychotherapie stellte ich fest, dass es Menschen mit einer Binge-Eating-Störung sehr schwer hatten, da es nur wenig geeignete Anlaufstellen gab.
Als Isabelle vor Jahren an mich herantrat, lernte ich in ihr eine professionelle und engagierte Ernährungswissenschaftlerin kennen, die dafür sorgt, dass ihr Team Essstörungen auch erkennt. Isabelle hat mir und meinem Team stets Vertrauen entgegengebracht, und aus dieser Zusammenarbeit, die auf dem Engagement bei der Behandlung von Essstörungen beruht, ist das vorliegende Buch entstanden. Ich möchte Sie dazu ermutigen, sich Zeit zu nehmen, die Übungen aus diesem Buch zu machen. Sich Zeit zu nehmen für sich selbst ist das schönste Geschenk, das man sich machen kann. Ich würde mir wünschen, dass Sie so die Gelegenheit haben, zu mehr Glück und Ausgeglichenheit zu finden!

1

Die Hassliebe zum Essen

Heute sind Sie eisern: zum Frühstück einen Joghurt mit Obst, mittags einen Salat ... Doch dann ist Büroschluss! Sie haben Lust, etwas zu essen, und kämpfen gegen den Wunsch an, auf dem Heimweg im Supermarkt anzuhalten. Schließlich schaffen Sie es nach Hause, indem Sie sich sagen, dass Sie durchhalten müssen ... Aber sobald Sie Ihre Küche betreten, können Sie nicht mehr. Sie greifen zum Knabbergebäck, dann zum Käse und immer so weiter! Was für eine Enttäuschung ... Aber morgen reißen Sie sich wieder am Riemen, Sie fangen wieder bei null an ...

Ein ständiges Ringen

Vielleicht sind Sie aber auch der Typ, der ganz normal mit den Kindern und dem Partner isst, doch wenn der Abend voranschreitet und sich Ruhe einstellt, verspüren Sie Gelüste, Sie können an nichts anderes denken, das Verlangen wird stärker und stärker – nach Schokolade oder Chips zum Beispiel. Sie wissen, dass das für Ihr Gewicht oder Ihre Gesundheit nicht gut ist, aber trotzdem ist das Verlangen da ...

Kommen Ihnen diese Beispiele bekannt vor? Erkennen Sie sich darin wieder? Dann sollten Sie wissen, dass es nicht nur Ihnen so geht, auch andere haben diese Hassliebe zum Essen, die ihre Gedanken vereinnahmt und ihre Lebensqualität erheblich belastet.

Es ist wahrlich nicht leicht, eine gesunde Einstellung zu Lebensmitteln zu haben, wenn diese häufig als gut oder schlecht dargestellt werden, wenn Diäten beliebter denn je sind und Schlanksein so hoch im Kurs steht wie in unserer Gesellschaft! Und doch reicht es häufig, einige Regeln zu beachten, um seine Einstellung zur Ernährung zu verbessern und wieder ganz unbeschwert und ohne Schuldgefühle essen zu können!

Reicht das Problem tiefer und eine Essstörung wird diagnostiziert, dann ist der Weg ein längerer, und man sollte sich einen Experten oder eine Selbsthilfegruppe suchen. Auf dieses Thema kommen wir später noch zurück.

Lassen Sie uns zuerst das Problem einkreisen

Wer stolpert nicht hin und wieder über eine Tüte Chips oder eine Packung Kekse? Ist das ein Zeichen für eine Essstörung? Nicht unbedingt, denn mehr zu essen, als man eigentlich will, passiert uns allen. Doch wenn es regelmäßig zu Kontrollverlusten kommt, und zwar im Zusammenhang mit bestimmten Gefühlen und zum Schaden unserer körperlichen und geistigen Gesundheit, dann brauchen wir Hilfe.

Ein typisches Beispiel ...

Manon hat in ihrem Leben mehrere Diäten gemacht. Ihr Gewicht schwankt regelmäßig über eine Spanne von rund 15 Kilogramm. So ziemlich jede Art Diät war dabei: Proteine in Pulverform, Abführmittel, Trennkost, Kohlsuppe, Weintraubenkur etc. Doch nie schafft sie es, ihr Gewicht zu halten. Als hochempfindsamer und diskreter Mensch will Manon weder ihre Familie noch ihren Vorgesetzten enttäuschen. Sie war immer für andere da, und im Alter von fünfundvierzig möchte sie nun ein bisschen mehr an sich denken und auf ihre Gesundheit achten. Sie tritt an uns heran, weil sie wieder lernen möchte, gesund zu essen und vor allem mit ihren Gefühlen klarzukommen, da sie mehrere Male in der Wo-

che die Kontrolle verliert. Essen hat ja etwas so Tröstliches nach einem harten Tag ...
Manons Fall ist kein Einzelfall, im Gegenteil. Welche Strategien wären wirksam, um ihr Gewicht zu stabilisieren und ihr Essverhalten zu verbessern? Dieses Buch stellt verschiedene Facetten vor, die sowohl Manon als auch Sie, liebe Leserinnen und Leser, in die richtige Richtung lenken werden!

Heißhungerattacke, was ist das?

Den Begriff Heißhungerattacke werden wir in diesem Buch immer verwenden, um die Momente des Kontrollverlusts zu umschreiben, in denen man ohne wirklichen Hunger isst, und zwar mehr, als man wollte, und manchmal auch mit Schuldgefühlen. Diese Kontrollverluste können gelegentlich oder häufig auftreten.

Welche Arten von Kontrollverlust es gibt

Binge-Eating (Esssucht)
»Wenn ich die Kontrolle verliere, verschlinge ich eine große Tüte Chips und verschiedene Süßigkeiten. Ich bin unfähig aufzuhören und habe ein schlechtes Gewissen. Danach hasse ich meinen Körper.«

Stresskompensation
»Wenn ich gestresst bin, hole ich mir manchmal im Café um die Ecke zwei Gebäckstücke, obwohl ich besser eine Atemübung machen sollte, um mich zu beruhigen. Ich habe deshalb kein schlechtes Gewissen, aber ich mache mir Sorgen um die Auswirkungen auf mein Gewicht und meine Gesundheit. Ich hätte meine Emotionen gern besser im Griff.«

Genussessen*
»Bei einem Festessen esse ich immer mehr, als ich sollte. Das kommt von Zeit zu Zeit bei besonderen Anlässen vor, und wir kochen und essen ja auch gern zusammen.«

* Genussessen zeugt nicht von einem krankhaften Verhältnis zum Essen. Bei einem guten Festmahl zu viel zu essen, kommt oft vor und ist nicht beunruhigend.

Essen alle Menschen bei einer Heißhungerattacke das Gleiche?

Die Anfälle variieren von Mensch zu Mensch. Bei manchen bestehen sie darin, eine ganze Tüte Chips zu vertilgen. Bei anderen folgen auf die Tüte Chips eine Packung Eiscreme und zwei

Packungen Kekse. Häufig geht es bei einer Heißhungerattacke um Lebensmittel, die »verboten« sind (zum Beispiel bei Diäten). In der Regel dreht sich ein solcher Anfall um Chips, Schokolade, Nussnougatcreme, Eiscreme, Knusperflocken, Kekse etc. Am ehesten werden bei den Attacken zuckerhaltige und fettreiche Lebensmittel verzehrt.[1]

Was kann eine Heißhungerattacke auslösen?

Hier eine Auflistung der wichtigsten Faktoren, die erklären können, warum man in bestimmten Momenten einem Heißhungeranfall nachgibt.

1. Negative Gefühle (Wut, Einsamkeit, Langeweile, Angst etc.) und Stress[2]

Die Erkenntnis, dass es schwierig ist, mit bestimmten Gefühlen umzugehen, kann dazu verleiten, sie unterdrücken zu wollen, und dabei kann sich Nahrung als hilfreich erweisen. Die Attacken sind manchmal eine willkommene Gelegenheit, sich eine »Auszeit« von solch übermächtigen Gefühlen zu nehmen, die man nicht unter Kontrolle hat. Dieses Ernährungsverhalten wird so zu einer Art Rettungsboje, an die man sich klammert, um in psychischer Hinsicht »überleben« zu können.

Gefühle hinunterschlucken

Der Ausdruck »seine Gefühle hinunterschlucken« wird schon sehr lange verwendet, wenn man von zwanghaftem Verhalten spricht. Das ist nicht erstaunlich, weil bestimmte Gefühle zum Kontrollverlust führen können. Die Nahrung wird zum Trost und beruhigt die Seele, zumindest vorübergehend. In Kapitel 4 wenden wir uns dem Umgang mit solchen Gefühlen zu. Er ist ein Schlüsselfaktor, um die Kontrolle über seine Ernährung wiederzuerlangen.

2. Selbst auferlegte Verbote – man untersagt sich den Verzehr bestimmter Lebensmittel oder den Verzehr ausreichender Mengen.

Diese Story kennen Sie auch, wir alle haben sie tausendmal gehört. Jemand macht eine Diät, verliert Gewicht, nimmt wieder zu und wiegt schließlich mehr als vorher. Die Schuld gibt man sich selbst: »Ich bin schuld, ich bin so eine Naschkatze, einfach unkontrollierbar.«

Die Menschen, die sich an uns wenden, beschreiben sich oft als Naschkatzen, die kein Durchhaltevermögen haben. Dabei würde jeder von uns, der sich ein unrealistisches Ziel setzt – wie 2,5 bis 5 Kilogramm pro Woche abzunehmen oder keines seiner Lieblingsgerichte mehr zu essen – irgendwann schwach werden und sich dann unfähig fühlen.

Sowohl das Verbot, genug zu essen, als auch das Verbot, bestimmte Dinge zu essen, führen zum gleichen Ergebnis.

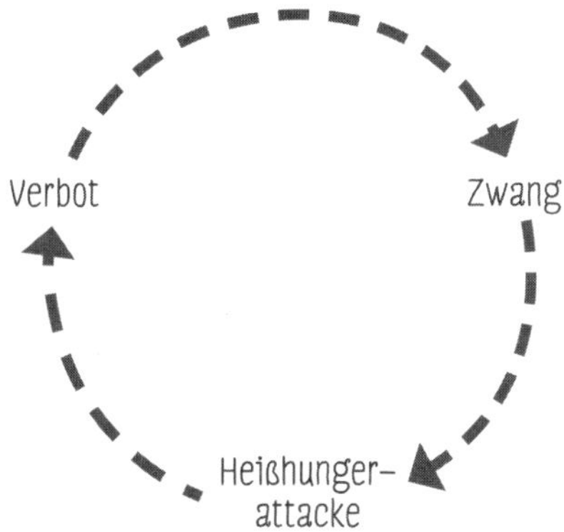

Aus diesem Grund funktionieren Schnelldiäten auch nicht: Die Verbote lösen Heißhungerattacken aus. Die Funktion der Krisen besteht darin, das »Überleben« des Körpers sicherzustellen, der sich vor der Nahrungsentbehrung »fürchtet«. Da er ignoriert, dass Sie ihm selbst dieses Verbot auferlegen, versucht Ihr Körper, Sie vor der nächsten Hungersnot zu beschützen, und legt sich vorsorglich eine Reserve in Form einiger Zusatzpfunde zu.

Kompensiert man eine Heißhungerattacke durch weitere Beschränkungen, wird der Zwang verstärkt, und der Teufelskreis geht weiter.

RICHTIG oder FALSCH?

Wer wenig isst, nimmt ab.

FALSCH

Im Gegenteil: Bei Menschen, die zu wenig essen, ist der Stoffwechsel deutlich verlangsamt, was einer Gewichtsabnahme abträglich ist.

Verzicht führt dazu, dass man … noch mehr isst!

Wussten Sie, dass Menschen, die sich beim Essen zurückhalten, schlussendlich mehr verzehren als Menschen, die normal essen?[3] Das konnte im Rahmen einer Studie belegt werden. Für diese Studie waren zwei Gruppen von Teilnehmern ausgewählt worden, angeblich, um an einem Geschmackstest teilzunehmen. Die erste Gruppe bestand aus Probanden, die normal aßen. Die zweite Gruppe dagegen aus Probanden, die regelmäßig Diäten zur Gewichtsabnahme machten. In beiden Gruppen bat man einige der Teilnehmer, einen oder zwei Milchshakes zu trinken, während die anderen Teilnehmer nichts bekamen. Anschließend wurde jeder Teilnehmer aufgefordert, so viel Eiscreme zu essen, wie er wollte.

In der Gruppe, deren Ernährung als normal betrachtet wurde, aßen die Teilnehmer, die mehr Milchshakes getrunken hatten, weniger Eis, denn sie achteten auf ihr Sättigungsgefühl. In der Testgruppe, die regelmäßig Diäten befolgte, aßen die Teilnehmer, die einen Milchshake hatten, mehr Eis als diejenigen, die keinen getrunken hatten. Da sie bereits etwas »Verbotenes« konsumiert hatten, sagten diese Teilnehmer sich: »Der Tag ist sowieso verdorben, dann kann ich auch von dem Eis profitieren, wenn ich schon dabei bin …«

Finden auch Sie, dass Ihr Tag missraten ist, wenn Sie bei einem weniger gesunden Nahrungsmittel schwach werden?

Bei Diäten geht es um Gut und Böse, um Verbote, die dazu führen, dass man mehr isst, sobald die Ernährungsregeln gebrochen werden. Anders ist es bei Menschen, die keine Vorgaben haben und ihren Hunger als Richtlinie für die Ernährung verwenden. Dieses Phänomen sehen wir oft bei unseren Patienten: »Alles oder nichts«! Sobald ein Nahrungsmittel, das als weniger gesund erachtet wird, in den Mund eines Patienten kommt, der an einer Essstörung leidet oder eine ungesunde Beziehung zum Essen hat, ist der Tag verdorben und gerät außer Kontrolle.

Sie erliegen zum Beispiel einem Schokoladencroissant, das Ihnen bei einem Morgenmeeting im Büro angeboten wird, und sagen sich dann: »Der Tag ist gelaufen! Wenn ich schon mal dabei bin, kann ich auch gleich weiter schlemmen und ab morgen wieder vernünftig essen!« Und wenn es ein Donnerstag ist, kann man genauso gut den Montag abwarten, das ist ein besserer Tag, um mit einer Diät zu beginnen, stimmt's?

Um diesen Teufelskreis zu durchbrechen, kommt es also darauf an, Maß zu halten, möglichst kein Lebensmittel auszuschließen und vor allem umzudenken, damit man nicht wieder in Schuldgefühle verfällt, die mit dem Verzehr eines Nahrungsmittels oder einer Mahlzeit verbunden sind, welche man für ungeeignet hält. Darauf werden wir im Lauf der nächsten Kapitel noch zu sprechen kommen.

3. Sich dick oder aufgebläht fühlen, denn dann hat man vielleicht den Eindruck zu versagen oder sabotiert zu werden, oder es fällt schwerer, auf sich selbst achtzugeben.

Es gibt Menschen, die sich jeden Tag wiegen und der Waage die Entscheidung über ihre Laune überlassen. Auch das ist ein gutes Beispiel für die Philosophie des »Alles oder Nichts«, die wir bereits erwähnt haben. Demzufolge ist der Tag gut, wenn die Waage weniger anzeigt, denn dann hat man es geschafft. Zeigt die Waage am nächsten Tag aber wieder mehr an, ist das ein Misserfolg, der Tag ist gelaufen, man fühlt sich schlecht und willensschwach. Diese Art Logik gesteht einer einfachen Zahl ganz schön viel Macht zu, finden Sie nicht auch?

Man sollte aber wissen, dass mehrere Faktoren Einfluss auf diese Zahl haben können. Wenn man sich jeden Tag wiegt, kann man häufig große Unterschiede feststellen, obwohl es physiologisch gesehen unmöglich ist, an einem Tag 1,5 Kilogramm ab- oder zuzunehmen! Um 0,5 Kilogramm zuzulegen, muss man ein Plus an 3500 Kalorien zu sich nehmen. Ja, Sie müssten an einem Tag 10 500 Kalorien verdrücken für 1,5 Kilogramm mehr Gewicht. Unmöglich, oder? Was wir messen, wenn wir uns regelmäßig wiegen, ist einfach die Menge an zurückgehaltenem Wasser. Haben wir salzig gegessen? Haben wir Sport gemacht? Viele Ballaststoffe gegessen? Auch hormonelle Schwankungen können diese täglichen Gewichtsänderungen erklären, die nichts mit einer Zunahme des Fettgewebes zu tun haben.

Hier eine Grafik zur Gewichtsentwicklung einer Person, deren Ernährung normal ist.

Grafik zur Gewichtsentwicklung in einem Zeitraum von sechs Wochen

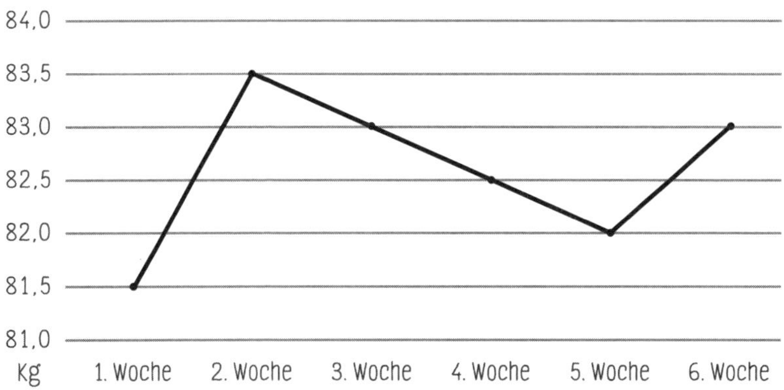

Anhand der Grafik sieht man, dass das Gewicht der Person zwischen 81,5 Kilogramm und 83,5 Kilogramm schwankt. Man kann sich leicht vorstellen, wie beunruhigt diese Person wäre, wenn sie sich an den Tagen mit dem höchsten Gewicht wiegen würde. Das Gewicht steigt und fällt jede Woche ein bisschen – wie eine kleine Welle. Wichtig ist, die Zahlen mit etwas Abstand zu betrachten. Dann erkennt man, dass die Wellenbewegungen immer die gleichen sind, unabhängig von den äußeren Faktoren.

Normalgewicht und Idealgewicht

Häufig ist vom *Idealgewicht* die Rede, einer Norm, die es aus Gesundheitsgründen zu erreichen gilt. Vom natürlichen Gewicht ist seltener die Rede. Das *Normalgewicht,* auch »set point«[4] genannt, basiert auf einer Theorie, der zufolge jeder Mensch ein genetisch bedingtes Gewicht hat. Vergleichbar

einem Korken, der auf der Wasseroberfläche schwimmt, legt der Körper das Gewicht fest, bei dem er sich in Homöostase (= physiologisches Gleichgewicht) befindet und das ihm erlaubt, alle Körperfunktionen so effektiv wie möglich aufrechtzuerhalten. Somit entscheidet unser genetisches Erbe darüber, wie hoch dieses Gewicht ist. Waren unsere Eltern zeitlebens übergewichtig, ist es sehr wahrscheinlich, dass unser Normalgewicht über dem Idealgewicht liegt. Haben unsere Eltern hingegen ein niedrigeres Normalgewicht, ist es sehr wahrscheinlich, dass auch das eigene Normalgewicht niedriger ist.
Die einzige Möglichkeit zur Erhöhung des Normalgewichts besteht darin, sich phasenweise zum Diäthalten zu zwingen, dem dann wieder eine Gewichtszunahme folgt. Als Reaktion auf die Nahrungsbeschränkung beschützt der Körper seine Reserven und löst im Gehirn Signale aus, um an fette und gezuckerte Nahrung zu gelangen, weil er schnellstmöglich sein »Überleben« sichern will.

Außerdem muss man zwischen einem »Voll sein« und einer Gewichtszunahme unterscheiden. Essen Sie zum Beispiel abends einen großen Teller Nudeln, wird jedes Gramm Kohlenhydrate mit drei Gramm Wasser in Ihren Körperreserven zwischengespeichert, was die Anzeige auf der Waage kurzzeitig nach oben schnellen lässt. Aber heißt das auch, dass Sie zugenommen haben?
Wenn man dieser Logik folgt, würde es auch bedeuten, dass man schlanker wäre, wenn man Stuhlgang hatte, und die Anzeige der Waage fällt, oder? Das ist natürlich nicht einleuchtend, denn voll

zu sein bedeutet nicht, dass man auch dicker ist. Das äußert sich nicht in einer automatischen Gewichtszunahme, denn es handelt sich um eine Wahrnehmung, um ein Gefühl. Die Anzeige auf der Waage sollte also keineswegs über unsere Laune entscheiden. Das Gewicht unterliegt nun einmal natürlichen Schwankungen.

RICHTIG oder FALSCH?

Es ist gut, sich jeden Tag zu wiegen.

FALSCH

Tägliches oder auch wöchentliches Wiegen verstärkt nur die zwanghafte Einstellung gegenüber dem Körper und dem Essen. Es reicht, sich einmal im Monat zu wiegen. Idealerweise gestattet man sich dabei eine Schwankung von 2 Kilogramm. Übersteigt das Gewicht die Obergrenze, nimmt man einige kleine Änderungen vor, zum Beispiel etwas kleinere Essensportionen oder etwas mehr Bewegung.

Das Wiegen ist nur auf lange Sicht ein sinnvolles Hilfsmittel. Sich einmal im Monat zu wiegen reicht völlig aus, um eine echte Gewichtsveränderung zu erkennen. Man kann die Waage sogar ganz verbannen, wenn sie zu viel Druck ausübt! Eine weitere gute Idee ist es, sich nur in Gegenwart eines Experten zu wiegen (Ernährungsberater, Psychologe, Kinesiologe). Der Experte kann die Zahl auf der Waage deuten und Ihnen helfen, die vom Ergebnis ausgelösten Emotionen zu bewältigen.

Binge-Eating: Wenn Heißhungerattacken das Leben bestimmen

Statt einfach immer zu viel zu essen, erleben Menschen, die an einer Binge-Eating-Störung leiden, phasenweise Heißhungerattacken, bei denen sie in kürzester Zeit große Mengen an Nahrung zu sich nehmen. Von diesem Leiden Betroffene erleben während solcher Anfälle einen Kontrollverlust und im Anschluss starke Schuldgefühle und Scham. Ein Teufelskreis entsteht. Je hilfloser sie angesichts dieser Krisen sind, desto häufiger kommt es anscheinend zu diesem zwanghaften Verhalten. Da sie nicht durch ungeeignete Maßnahmen gegensteuern (Erbrechen, Abführmittel etc.), wie es Menschen mit Bulimie tun, sind viele von ihnen übergewichtig oder adipös.

Menschen mit einer Binge-Eating-Störung sind in der Regel sehr unglücklich. Dennoch ist diese Störung noch wenig bekannt. Auch die Bezeichnung »zwanghafter Esser« oder »Überesser« (abgeleitet vom englischen *overeater*) wird inzwischen häufiger verwendet. Aufgrund des täglichen Kampfes gegen den einen Bissen zu viel, der die nächste Heißhungerattacke auslöst, leben die Überesser in tiefer Verzweiflung. Jede Mahlzeit, jeder Happen zwischendurch ist eine Herausforderung für die Selbstkontrolle und die Berücksichtigung der eigenen Hungersignale. Die unvermeidlichen Schuldgefühle, die jedem Kontrollverlust folgen, sind zerstörerisch. Verachtung, Furcht und Scham führen zu seelischer Not.

Zwanghafte Esser fokussieren sich ganz auf ihren Körper, der – deformiert durch die zahlreichen Misshandlungen – das ohnehin schwache Selbstwertgefühl nur noch mehr schwächt. Die vielen drastischen Diäten verstärken das zwanghafte Verhalten. Das führt zu immer neuen Niederlagen, einem Jo-Jo-Effekt in Bezug auf das Gewicht und zu selbstzerstörerischen Schuldgefühlen.

Wissenswertes zur Binge-Eating-Störung

Im Gegensatz zur Bulimie, von der viel mehr Frauen als Männer betroffen sind, sind etwa 40 Prozent der Binge-Eater männlichen Geschlechts (der Unterschied zwischen Bulimie und Binge-Eating-Störung wird in Anhang 1, → Seite 205 ff., erklärt). Obwohl es keine genaue Statistik gibt, schätzt man, das rund neun Prozent der Bevölkerung von dieser Störung betroffen sind, während die Bulimie nur ein bis zwei Prozent der Menschen trifft.

Binge-Eating:

- tritt bei Menschen aller Ethnien auf,
- tritt verstärkt bei Menschen auf, die versuchen abzunehmen,
- tritt bei Menschen auf, die im Durchschnitt zwischen vierzig und fünfzig sind.

Es gibt weitere Störungen des Essverhaltens (Magersucht, Bulimie, nächtlicher Heißhunger etc.), die im Anhang 1, → Seite 205 ff., erläutert werden.

Habe ich ein problematisches Essverhalten?

Trotz der beschriebenen Elemente ist es möglich, dass Sie noch immer unsicher sind in Bezug auf Ihr eigenes Essverhalten. Dieser Fragebogen[5] zur Früherkennung wird Ihnen weiterhelfen!

		Ja	Nein
1.	Haben Sie das Gefühl, beim Essen keine Kontrolle zu haben?		
2.	Denken Sie ständig ans Essen?		
3.	Essen Sie, auch wenn Sie nicht hungrig sind?		
4.	Verstecken oder horten Sie Essen?		
5.	Essen Sie heimlich?		
6.	Essen Sie, bis Ihnen schlecht wird?		
7.	Essen Sie, wenn Sie unter Stress stehen, sich Sorgen machen oder Trost suchen?		
8.	Sind Sie nach dem Essen angeekelt, beschämt oder deprimiert?		
9.	Fühlen Sie sich machtlos, weil Sie nicht aufhören können zu essen, obwohl Sie es wollen?		
10.	Sind Sie ständig unzufrieden, egal wie viel Sie essen?		
11.	Haben Sie öfter als ein Mal in der Woche eine Heißhungerattacke?		
12.	Sind Sie übergewichtig oder adipös?		

Auswertung

Eine bis drei bejahende Antworten ➡ Es ist ratsam, die eigene Ernährung im Lauf der nächsten Monate zu überwachen und einen Termin bei einem Ernährungsberater ins Auge zu fassen. Ihr Essverhalten könnte manchmal konfliktreich sein.

Vier oder mehr bejahende Antworten ➡ Es ist ratsam, einen Spezialisten aufzusuchen, um mit ihm über die riskanten Verhaltensweisen zu sprechen. Von Vorteil könnte auch sein, sich mit einem nahestehenden Freund oder einem Familienmitglied zu beraten.

Sechs oder mehr bejahende Antworten ➡ Es ist ratsam, einen Spezialisten zu konsultieren, um abzuklären, ob Sie an einer Binge-Eating-Störung leiden, wie die Antworten auf diesen Fragebogen andeuten.

Stellt sich heraus, dass es sinnvoll wäre, sich an einen Spezialisten zu wenden, und sei es auch nur vorsorglich, so sollte man diesem die Ergebnisse des Fragebogens vorlegen. Das zeigt ein gutes Verständnis Ihrerseits und wird Ihnen helfen, weitere Fragen von Ärzten, Ernährungsberatern oder Psychologen zu beantworten.
Wenn Sie sehr unter den häufigen Heißhungerattacken leiden oder meinen, vielleicht von einer Binge-Eating-Störung betroffen zu sein, wird der zweite Teil des Buches Ihnen sehr nützlich dabei sein, Ihr weiteres Vorgehen zu planen. Wenn Sie das sofort angehen möchten, sehen Sie in Kapitel 8 (ab Seite 169 ff.) nach.

In jedem Fall werden die Empfehlungen und Übungen in diesem Buch Ihnen helfen, wieder etwas für Ihre Gesundheit zu tun. Im Lauf der Kapitel werden Sie nicht nur lernen, Ernährungsstrategien zu entwickeln, um Ihren Appetit und Ihre Gelüste besser zu kontrollieren, sondern Sie werden auch kognitive Strategien entwickeln, um Ihr Essverhalten zu überdenken und Ihre Gefühle besser in den Griff zu bekommen.

Um von meinen Mitmenschen geliebt und bewundert zu werden, habe ich meine Persönlichkeit darauf ausgerichtet, was sie von mir erwarteten. Statt den wahren Sinn meines Wesens zu erkunden, indem ich auf meine innere Stimme hörte, die in mir aufschrie, erstickte ich sie mit immer mehr Nahrung. Ich spreche bewusst von einem Überschuss an Nahrung und nicht nur von den normalen Mahlzeiten. Und trotz meiner Bemühungen, mich zu zügeln, gab es immer wieder Witzbolde, die mir sagten: »Na hör mal, Ginette, man muss doch anständig essen!«

Man darf nicht vergessen, dass Gewohnheiten hartnäckig sind: Es ist schwer, sie abzuschütteln. Es wird immer leichter sein, auf ausgetretenen Pfaden zu bleiben, statt ins Unbekannte aufzubrechen. Das gibt einem ein Gefühl der Sicherheit, statt einem Angst zu machen. Ich habe festgestellt, dass in meinem Leben etwas nicht normal ist, etwas, das mich fertig macht, das mir nicht aus dem Sinn geht und das eindeutig stärker ist als ich: fressen … Fressanfälle!

Mein ganzes Leben habe ich mir gesagt, dass meine überschüssigen Pfunde allein meinem Glück im Weg stehen, und wenn ich sie verliere, kann ich mich den Menschen leichter annähern. Ich habe den Eindruck, dass ich in Gefühlsdingen nicht so abhängig gewesen wäre, ich hätte nicht so viele Schuldgefühle und weniger Angst gehabt, ich wäre nicht so schüchtern gewesen, nicht so kritisch, und ich wäre auch nicht so verbittert. Ich wäre längst nicht so eifersüchtig und besitzergreifend gewesen. Ich habe auch den Eindruck, dass man unehrlich ist, wenn man dick ist.

Es ist, als vergäße ich all die vielen Male, die ich versucht habe abzunehmen, all die Möglichkeiten, die ich ausprobiert habe, und Sie dürfen mir glauben, es waren viele: mithilfe eines Heilpraktikers, im Krankenhaus bei einer Schlafkur, mit Hypnose, mit einem Sexologen, einem Psychologen, mit Psychoanalyse, Amphetaminen, Diuretika, mit Diäten nach Dr. Colpron, Atkins oder Martineau, mit Spritzen, mit exzessiven Fitnessprogrammen. Ich habe auch Kalorien und Kohlenhydrate gezählt, ich habe Nahrungsergänzungsmittel genommen, Vitamine etc. Wie kann es sein, dass ich mir all diese Programme angetan habe? Und dann, eines Tages, hatte ich einen perfekten Körper: 36 – 26 – 36 (in Zoll) ... Oh, wie schön ich war! Aber nichts hatte sich verändert, außer meinem Körper. Innerlich war ich noch genauso unglücklich. Und jedes Mal kamen die Pfunde genauso schnell wieder, wie sie verschwunden waren. Warum nur ... warum?

Noch heute gibt es Männer und Frauen, die sich daran erinnern, wie schön ich war, und die mir das mit einer Liebenswürdigkeit sagen, die mich jedes Mal schier umbringt. »Sie waren doch so schön, Madame Reno, was ist denn passiert?« Einige Männer gestanden mir, dass sie mich damals begehrten. Was ist nur mit mir geschehen? Das ist alles andere als lustig. Die Angst vor dem Erfolg, die Angst davor, dass die Leute entdecken, wer ich wirklich bin, denn im Grunde war ich ein Nichts, und trotzdem beneideten die Menschen mich ... Um all dieses Leid zu kaschieren, trug ich eine Maske, ich hatte dauernd Angst davor, mein Leben zu leben und irgendwann allein dazustehen, ohne jemanden an meiner Seite.

Auf so selbstzerstörerische Weise zu essen ist genauso schlimm wie Alkohol- oder Drogenmissbrauch. Ich weiß jetzt, dass es sich um eine ernsthafte Erkrankung handelt, und ich weiß, dass man jeden Tag davon loskommen kann, aber nicht allein!

Ginette Reno

Trägerin des kanadischen Verdienstordens
Trägerin des Ordens von Québec
Trägerin des Ordens der Künste und der Literatur, Frankreich

Kurze Zusammenfassung

Verschiedene Faktoren haben Einfluss auf unser Essverhalten. Von Zeit zu Zeit die Kontrolle zu verlieren und weiterzuessen, obwohl man eigentlich satt ist, ist nicht alarmierend. Das passiert jedem von uns!

Wenn der Kontrollverlust sich Woche für Woche wiederholt oder wir uns Sorgen machen um unsere Ernährung, ist es wichtig, dass wir uns um uns selbst kümmern und Hilfe suchen.

Wenn man Schwierigkeiten hat, mit heftigen Gefühlen umzugehen, sich Ernährungsverbote auferlegt oder seinem Gewicht zu viel Bedeutung beimisst, kann das zu Heißhungerattacken führen.

Es ist wichtig zu verstehen, dass unser Gewicht in Abhängigkeit von verschiedenen Faktoren variiert.

Wenn man sich mit etwas Abstand und ohne Vorurteile betrachtet, erkennt man die Dynamik, die hinter der Beziehung zum Essen und zu unserem Körper steckt.

2

Die Ernährung anpassen, um besser mit Heißhunger umgehen zu können

Nachdem wir nun etwas besser verstehen, was die Heißhungerattacken auslöst, wollen wir uns den Ernährungsstrategien zuwenden, welche dem Kontrollverlust entgegenwirken könnten. Könnte es sein, dass unsere Essgewohnheiten zum Teil für dieses Problem verantwortlich sind?

Dieses Kapitel liefert Ihnen den Schlüssel zum Verständnis und bietet Denkansätze, damit Sie Ihr Essverhalten durchleuchten können ... und wieder ein bisschen Unabhängigkeit gewinnen!

Vergessen Sie das Wort Diät

Sie sind es leid, ständig Ihre Ernährung zu überwachen, Abnehmversuche zu starten und immer wieder Niederlagen zu erleben, ohne langfristige Aussicht auf Erfolg? Wie wäre es, wenn Sie es diesmal mit dem Verzicht lassen und stattdessen die Freude am Essen wiederfinden?

Wir haben es ja bereits im vorigen Kapitel gesehen: Restriktive Diäten zeigen vielleicht kurzfristig Wirkung, die langfristige Bilanz ist jedoch weit weniger erfreulich! Sobald die Diät beendet ist, kehrt der Betroffene zu seinen alten Essgewohnheiten zurück, wird Opfer von Heißhungerattacken, oder der Stoffwechsel wird zurückgefahren, und das kann nur eine erneute Gewichtszunahme nach sich ziehen. Wenn man sich mit dem Ziel, abzunehmen oder sein Gewicht zu halten, ständig Beschränkungen auferlegt, vertraut der Körper nicht mehr auf Hunger- und Sättigungsgefühle, sondern neigt zu einer übermäßigen Kontrolle.

Wenn man von Heißhungerattacken betroffen ist, muss man auf seine wahren Bedürfnissen achten. Sie haben eigentlich Lust auf Schokolade, aber Ihre innere Stimme befiehlt Ihnen, einen mageren Joghurt zu essen? Wie dem auch sei, die Gefahr wird dadurch nur größer, dass Sie später am Tag über eine Packung Schokokekse herfallen. Da wäre es schlauer gewesen, gleich ein paar Stück Schokolade zu essen und sie zu genießen. Damit wären Sie auf Ihre wahren Bedürfnisse eingegangen. Die Angst davor, bestimmte Lebensmittel zu verpassen oder gar nicht mehr essen zu dürfen, wird durch die Befriedigung ersetzt, alles essen zu

dürfen ... eine Diätrevolution, die zu einem der großen weltweiten Ernährungstrends passt, nämlich dem Genussessen!
Dieses Verhalten ist natürlich schwer umzusetzen, wenn Sie zu täglichen Heißhungerattacken neigen und wenn bestimmte Lebensmittel solche Krisen auslösen können. Da ist es am besten, diese Art von Nahrung nach und nach wieder einzuführen (darauf kommen wir im folgenden Kapitel zu sprechen).

Richtlinien für ein Leben »ohne Diät«

- Es gibt keine »verbotenen« Lebensmittel; Sie können also alles essen, dosieren aber die Mengen.
- Sie achten auf Ihr Hungergefühl und hören auf zu essen, wenn Sie satt sind.
- Sie essen nicht zum Trost angesichts einer schwierigen Situation.
- Sie wiegen sich nur einmal im Monat.
- Sie essen jeden Bissen mit Genuss und lassen sich Zeit, um ihn auszukosten.

Immer vorbildlich zu essen ist gar nicht nötig

Essen ist eines der großen Vergnügen im Leben. Manche Nahrungsmittel sind nahrhafter als andere, das stimmt, aber sie als gut oder schlecht einzustufen, hat Auswirkungen auf die Beziehung, die wir zu ihnen haben. Sagen wir also lieber, es gibt Nahrungsmittel, die wir gern regelmäßig auf dem Speiseplan sehen, andere werden nur gelegentlich verzehrt.

Wenn Sie meistens Nahrungsmittel zu sich nehmen, die auf dem Ernährungsplan des Gesundheitsministeriums stehen, Desserts auf Basis von Obst und Milch aber zu Ihren Lebensgewohnheiten gehören, ist es normal und durchaus akzeptabel, dass Sie sich gelegentlich etwas Süßes oder etwas zum Naschen gönnen. Wenn Sie an jedem Abend der Woche einen Joghurt als Nachtisch essen, ist es durchaus in Ordnung, Samstagabend im Restaurant eine Schokocreme als Dessert zu nehmen. Ähnlich ist es, wenn Sie fast jeden Morgen Vollkornmüsli essen. Dann ist es sehr wohl akzeptabel, zum Sonntagsfrühstück ein Croissant zu genießen.

Ausgewogen essen heißt, so häufig wie möglich gesunde Nahrungsmittel auf den Speiseplan zu setzen, die man mag. Es heißt aber auch, sich hier und da mal etwas zu gönnen, das als physiologisch weniger wertvoll gilt. Von allem zu essen, ohne ein schlechtes Gewissen zu haben, mag Menschen utopisch erscheinen, die an einer Essstörung oder einer Binge-Eating-Störung leiden. Man muss sich Zeit lassen, um wieder ein ausgeglichenes Verhältnis zum Essen aufzubauen. Ein Ernährungsberater oder ein Psychologe kann Ihnen dabei helfen.

RICHTIG oder FALSCH?

Es ist wichtig, die Kalorien zu zählen, um die genaue Menge an Nahrung zu ermitteln, die man jeden Tag zu sich nehmen darf.

FALSCH

Auch wenn dieser Ansatz bei manchen Menschen funktionieren mag, so ist er nicht für jeden zu empfehlen. Es ist gesünder, auf sein Sättigungsgefühl zu achten, statt alles zu berechnen.

Gut essen, was ist das eigentlich?

Wenn man seit Jahren immer wieder die Kontrolle verliert, kommt man irgendwann dahin, nicht mehr zu wissen, was eine ausgewogene Ernährung eigentlich ist. Muss man Kalorien zählen, Lebensmittel abwiegen? Tatsächlich muss man nichts von all dem, denn das Überwachen der Nahrungsmenge führt nur zu weiteren Krisen. Am besten hält man sich an die Definition einer ausgewogenen Mahlzeit! Diese Anleitung versteht sich als konkretes Modell für eine gesunde Ernährung. Dann ist die Hälfte des Tellers mit Gemüse bedeckt, ein Viertel mit Fleisch und Fisch und das verbleibende Viertel mit Getreideerzeugnissen. Damit deckt man seinen Bedarf an allen wesentlichen Nahrungsmitteln. Diese werden durch Obst und Milchprodukte ergänzt. Wenn man sich mittags und abends an diese Vorgaben hält, muss man keine Kalorien berechnen.

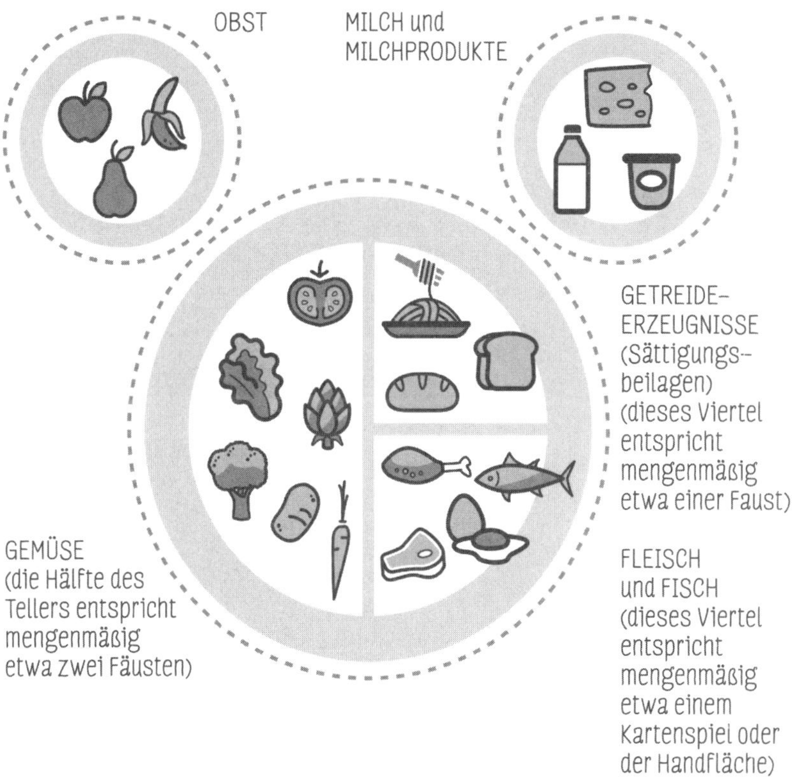

Auch Abwechslung ist wichtig. Manche Nahrungsmittel haben eine beruhigende Wirkung auf jemanden, der eine problematische Beziehung zum Essen hat. Man muss die Kuschelzone verlassen, um neue Lebensmittel auszuprobieren oder andere auf den Speiseplan zu setzen, die man für verboten hielt – eins nach dem anderen! Zuerst setzt man sie wieder auf den Speiseplan, wenn man sich in Gesellschaft befindet (im Familien- oder Freundeskreis). Wenn beispielsweise ein Schokoladendessert Ängste auslöst, isst man es besser bei einer Feier unter Freunden, in guter Gesellschaft. Die Tatsache, dass alle davon mit Vergnügen essen, sorgt für eine angenehme Erfahrung, die weniger stressig ist …
Als Nachtisch sind Milch- oder Sojaprodukte und Obst die beste Wahl. Wenn Sie Lust auf etwas Ausgefalleneres haben, verspeisen Sie es ganz bewusst und mit Genuss (→ Seite 98 f., Achtsamkeitsübung). Hören Sie auf zu essen, sobald Sie merken, dass Sie satt sind. Dieses Vorgehen ist vor allem am Anfang der Essensumstellung sehr schwer. Es ist ratsam, es zuerst mit Nahrungsmitteln zu versuchen, bei denen man sich sicherer fühlt, auf die Gefahr hin, dass man die Speisen, die Ängste auslösen, lieber erst einmal in Anwesenheit einer Vertrauensperson oder eines Therapeuten isst.

Eine bessere Kontrolle des Appetits zur Vorbeugung von Heißhungerattacken

Unter den Menschen, die auf ihre Ernährung achten, gibt es durchaus solche, die sehr ausgeglichene Tage erleben, an denen sie alles unter Kontrolle haben (manchmal zu sehr!): morgens Vollkornbrot, mittags ein Salat mit Thunfisch und als Zwischenmahlzeit ein Stück Obst. Doch kaum wird es Abend, werden sie schwach und essen alles, was ihnen in die Hände fällt. Dabei nehmen sie eine Menge an überschüssigen Kalorien zu sich. Da erstaunt es nicht, dass ihr Gewicht ständig schwankt! Hier die wichtigsten Grundlagen, um diese Kontrollverluste in den Griff zu bekommen.

Die 3–3–3-Regel

Damit es gelingt, sein natürliches Gewicht festzulegen und dadurch einer zukünftigen Gewichtszunahme vorzubeugen, die durch wiederholte Diäten ausgelöst wird, muss man im Sinne des eigenen Körpers vorgehen. Man muss ihm zusichern, dass es keine weiteren Hungerperioden geben wird und dass er aufhören kann, ständig auf der Hut zu sein. Die Regel 3–3–3 hilft bei dieser inneren Absicherung.

3 Mahlzeiten ▷ **3** Zwischenmahlzeiten ▷ alle **3** Stunden

Beginnen Sie mit dem Versuch, diesen Rhythmus zu erreichen, ohne zu sehr darauf zu achten, einen abwechslungsreichen Speiseplan zu erstellen. Sie sollen sich erst einmal daran gewöhnen, was unseren Beobachtungen zufolge in zwei Wochen machbar ist. Dabei hilft Ihnen das Ernährungstagebuch, das in Kapitel 5 vorgestellt wird. Nehmen Sie ganz normale, typische Dinge zu sich, etwa ein Sandwich mit Huhn oder eine Schüssel Getreideflocken mit einer Banane. Wenn Sie weitere Spezifikationen brauchen, können Sie den Speiseplan anhand der Vorgaben zur ausgewogenen Ernährung erweitern, die auf Seite 41 vorgestellt wurden. Ziel ist es, ganz mechanisch zu essen und sich nach der Uhr zu richten, etwa alle drei Stunden.
Es ist normal, bei diesem Rhythmus am Anfang keinen Hunger zu verspüren. Denken Sie einmal darüber nach, wie lange es her ist, dass Sie Tag für Tag drei Mahlzeiten und drei Zwischenmahlzeiten zu sich genommen haben, und das über Wochen oder sogar Monate. So kehren Ihr Hunger- und auch Ihr Sättigungsgefühl zurück, doch Sie müssen Geduld und Nachsicht mit Ihrem Körper haben. Vielleicht ist das auch die Gelegenheit, um kochen zu lernen und mit Vergnügen eher exotische Gerichte zu entdecken. Wo geht die Reise heute Abend hin, nach Indien oder Thailand? Diese Genusskomponente ermöglicht uns, den Geschmack der Nahrung wiederzuentdecken, den Verzehr zu verlangsamen und die Verbote abzuschütteln.

Beispiel für einen Speiseplan nach dem Prinzip 3–3–3

6.30 Frühstück

- 2 Scheiben Vollkorntoast
- Erdnussbutter
- 2 Clementinen
- 1 Glas Milch

9.30 Zwischenmahlzeit Vormittag

- 1 Fruchtjoghurt mit Chiasamen und 1 Nektarine

12.30 Mittagessen

- 1 Pitabrot aus Vollkornweizenmehl, belegt mit 1 kleinen Dose Thunfisch
- Karotten, Gurken und Paprika + Hummus
- 1 Reispudding

15.30 Zwischenmahlzeit Nachmittag

- 2 Scheiben Roggenknäckebrot + 50 g Käse

18.30 Abendessen

- 90 g gebratene Hühnerbrust (etwa eine Handfläche voll)
- Quinoa mit Gemüse (etwa die Menge einer Faust)
- Tomaten-Rucola-Salat
- 1 Joghurt

21.30 Zwischenmahlzeit Abend

- 1 Portion gekochte Grütze in einem Sojagetränk

RICHTIG oder FALSCH?

Das Frühstück ist die wichtigste Mahlzeit des Tages

RICHTIG

Nachdem man acht bis zwölf Stunden nichts gegessen hat, ist es wichtig aufzutanken, um besser in den Tag zu starten. Idealerweise umfasst das Frühstück drei der vier Gruppen, die in den Ernährungsrichtlinien des Gesundheitsministeriums aufgeführt sind. Sie haben morgens keinen Hunger? Vielleicht liegt es daran, dass Sie abends noch etwas knabbern? Wenn Sie wirklich gar keinen Hunger haben, nehmen Sie um 9.30 Uhr eine nahrhafte Zwischenmahlzeit zu sich (Knäckebrot aus Vollkornweizenmehl, Käse und Obst oder Joghurt und einen selbst gemachten Muffin). Vergessen Sie am Morgen die Proteine nicht!

In ihrem Buch *The Serotonin Solution*[6] schlägt Dr. Judith J. Wurtman, die am *Massachusetts Institute of Technology* forscht, ein Essverhalten vor, das die Sättigung erhöht und die episodischen Heißhungeranfälle reduziert, die von Gefühlen ausgelöst werden. Der Schlüssel zu ihren Forschungen beruht auf einem Neurotransmitter, dem Serotonin, der verschiedene Funktionen im Körper reguliert, darunter das Ess- und das Sexualverhalten. Serotonin hat die Fähigkeit, die Stimmung zu heben, weshalb verschiedene

RICHTIG oder FALSCH?

Das Abendessen sollte die leichteste Mahlzeit sein

RICHTIG

Da wir während des Tages körperlich aktiver sind als abends, benötigen wir tagsüber auch mehr Energie, um unseren Beschäftigungen nachzugehen. Da aber die Mittagspause oft nur dreißig Minuten dauert, ist es verständlich, dass das Abendessen häufig die Hauptmahlzeit des Tages darstellt. Wenn Sie auf Ihr Sättigungsgefühl achten, wird es Ihnen gelingen, abends nicht zu viel zu essen. Sie werden dadurch besser verdauen und somit auch besser schlafen.

Antidepressiva darauf aufbauen, seine Verfügbarkeit zu erhöhen. Auch gewisse Lebensmittel können den Gehalt an Serotonin, das in unserem Körper zirkuliert, erhöhen. Genau genommen sind wir umso besser in der Lage zu kontrollieren, was wir essen, je mehr Serotonin uns zur Verfügung steht.

Wenn wir von »psychischem« Hunger geplagt werden (der durch Gefühle ausgelöst wird), verlangt der Körper logischerweise nach Kohlenhydraten (in Form von Gebäck, Kräckern, Brot, Getreide). Das ist normal, da kohlenhydratreiche Lebensmittel die einzigen sind, die – wenn man sie in ausreichendem Maß verzehrt – den Serotoninspiegel steigen lassen. Kohlenhydratarme Diäten, die immer noch sehr beliebt sind, sind für »emotionale« Esser absolut nicht zu empfehlen. Sie lassen die Reserven an Kohlenhydraten in der Leber und den Muskeln dahinschmelzen, sodass es auch zu einem Flüssigkeitsverlust kommt. Manche Menschen schätzen das Ergebnis, da sie sich dann nicht mehr so aufgeschwemmt vorkommen. Doch sobald sie wieder Kohlenhydrate auf den Speiseplan setzen, werden die Reserven aufgefüllt, und das Gewicht steigt unvermeidlich. Obendrein kann es zu Zuckerexzessen kommen!

Daher beruht eine Ernährung, die vor Heißhunger schützt, auf den Kohlenhydraten, die man bei allen Mahlzeiten einschließlich der Zwischenmahlzeiten zu sich nimmt. Wenn man den abendlichen Kontrollverlusten vorbeugen will, muss man im Lauf des Tages unweigerlich ausreichend Getreideprodukte (oder stärkehaltige Nahrung) zu sich nehmen. Vorzugsweise sollte es sich um Vollkornprodukte handeln, da sie länger sättigen. Obst hat nicht die gleiche Wirkung. Die Nahrungsmittel sollten fettarm sein, denn dieser Nährstoff verlangsamt die Verdauung und damit die Serotoninausschüttung. Viel zu viele Menschen zählen tagsüber so intensiv Kalorien, dass sie am Morgen nur Joghurt mit Obst und mittags Salat essen. Es gibt nichts Schlimmeres, um am Abend eine Heißhungerattacke auszulösen!

PMS: Wenn Zucker unwiderstehlich wird!

Die Hormonschwankungen vor der Monatsblutung verändern auch den Serotoninspiegel. Der Neurotransmitter ist dann nicht mehr so wirksam bei der Appetitkontrolle. Um Heißhungerattacken zu vermeiden, sollte man an den drei bis fünf Tagen vor Einsetzen der Regel die Zufuhr an Getreideerzeugnissen erhöhen. Dafür achtet man darauf, dass man bei jeder Hauptmahlzeit Getreide (oder stärkehaltige Produkte) isst und zwei Zwischenmahlzeiten einschiebt, die hauptsächlich auf Kohlenhydraten basieren (Knäckebrot, Grütze, Müsliriegel etc.).

Beispiele für Getreideprodukte, die man bei Haupt- und Zwischenmahlzeiten zu sich nehmen kann:

- Vollkornbrot (1–2 Scheiben)
- Bagel oder Muffin (1 Stück)
- Pitabrot aus Vollkorn (1 Stück)
- Nudeln, Reis, Couscous, Quinoa (125–250 mg)
- Knäckebrot (2–5)
- Getreideflocken, die wenig Zucker enthalten* (125–250 mg)
- Wenig gezuckerte Müsliriegel*

Ihr Verlangen nach Zucker hält an? Dann greifen Sie zu getrockneten Datteln, ein wenig dunkler Schokolade oder einem Sojapudding mit Schokolade.

* Versuchen Sie, Frühstücksflocken mit weniger als fünf Gramm Zucker pro Portion (30 g) und Müsliriegel mit weniger als acht Gramm Zucker zu wählen.

Ein Tagebuch für mehr Überblick

So ein Tagebuch ist eine sehr nützliche Sache, um die eigenen Essgewohnheiten besser zu verstehen, vor allem aber auch, um sich der emotionalen und psychischen Beziehung zum Essen bewusst zu werden.

Es geht darum, offen und vorurteilsfrei das eigene Verhalten in Sachen Ernährung zu beobachten: In welchem Zusammenhang und in welchem Moment essen wir? Was genau essen wir? Welche Gedanken und welche Emotionen beschäftigen uns in diesen Momenten? Haben wir das Gefühl, die Kontrolle zu verlieren?

Hier ein Beispiel, von dem Sie sich inspirieren lassen können, um Ihr eigenes Tagebuch anzulegen.

Tag und Uhrzeit	Was habe ich gegessen?	Kontext (Wo? Mit wem?)	Kontroll-verlust?	Gedanken	Gefühle
Dienstag 17.30	große Tüte Chips	allein im Auto auf dem Heimweg von der Arbeit	ja	Ich bin erschöpft und habe keine Lust, allein zu Hause zu sein	Müdigkeit Einsamkeit
Samstag 15.00	10 Schokokekse 3 Pizzaecken	allein zu Hause	ja	Ich sollte nicht rumhängen, ich bin faul!	Wut Scham Trauer
Sonntag 18.00	3 Bier doppelte Portion Pommes	mit meinen Eltern und meiner Schwester, bei meinen Eltern	ja	Meine Mutter hat Pommes gemacht. Sie weiß, wie schwer das für mich ist, trotzdem macht sie welche!	Wut Ohnmacht

Tag und Uhrzeit	Was habe ich gegessen?	Kontext (Wo? Mit wem?)	Kontrollverlust?	Gedanken	Gefühle
Donnerstag 19.00	Spare Ribs mit Pommes + Dessert	im Restaurant mit Kollegen	nein	Alle essen Spare Ribs, ich auch!	wohlige Müdigkeit
Samstag 21.00	2 große Schalen Eiscreme + ½ Tüte Chips	allein zu Hause im Bett	ja	Ich hätte heute ein Blind Date gehabt, war aber nicht da, weil ich Angst hatte, zurückgewiesen zu werden.	Scham Trauer Einsamkeit
Freitag 18.00	Salat mit Thunfisch	im Restaurant mit Freunden bei einer Geburtstagsfeier	nein	Ich bin die Einzige, die keine Geburtstagstorte isst. Wer will schon sehen, wie Dicke Kuchen essen!	Scham Ungerechtigkeit Stolz
Dienstag 17.00	1 großes Stück Käse 30 Kräcker 1 Glas Wein	zu Hause mit den Kindern	ja	Ich müsste den Kindern Essen machen, bin kaputt, sie machen so viel Krach!	Gereiztheit Müdigkeit

Unser Vorschlag: Halten Sie mehrere Wochen lang jede Essenskrise fest, ohne dabei die Kalorien oder das Gegessene zu zählen. Liegt eine Essstörung schon seit langer Zeit vor, sind die eigenen Emotionen manchmal schwerer zu verstehen. Das ist, als ob die Verbindung zu ihnen mit der Zeit und mit dem ständigen Übergehen der Körpersignale wie dem Hunger nach und nach gekappt worden wäre. Um Ihnen beim Erkennen Ihrer Gefühle zu helfen, ist eine Liste oft eine große Hilfe. Eine solche finden Sie in Anhang 2, → Seite 214. Gehen Sie von dem Gefühl der Unbehaglichkeit aus oder von dem zugrunde liegenden Gedanken, und erforschen Sie diese genauer, indem Sie die Bezeichnungen der Grundemotionen durchgehen.

Schauen Sie, ob Sie – ausgehend von Ihren Notizen – nach und nach Ähnlichkeiten oder Konstanten erkennen können. Anders gesagt: Schälen sich wiederkehrende Gedanken, Emotionen, Situationen oder Zusammenhänge heraus, die dazu beitragen, dass es zu einer Heißhungerattacke kommt?

Damit Ihnen das gelingt, stellen Sie sich folgende Fragen:

- Kommt der Heißhungeranfall immer im gleichen Zusammenhang?
- Welches Gefühl oder welcher Gedanke ist am häufigsten da, wenn ich die Kontrolle über mein Essenverhalten verliere?
- Passiert das an Tagen, an denen ich nicht ausreichend zu den Mahlzeiten und den Zwischenmahlzeiten gegessen habe?

Diese Punkte helfen Ihnen dabei einzukreisen, woran Sie vorrangig arbeiten müssen, um den Teufelskreis zu durchbrechen.

Die wichtigsten Wörter für mich sind GESUNDHEIT und AUSGEGLICHENHEIT. 2009 wurde bei mir eine Spinalstenose diagnostiziert; ich konnte nicht mehr aufrecht stehen, ohne furchtbare Schmerzen zu haben, ich hatte ein Zuviel an Gewicht und einen Mangel an Vitalität. Warum, fragen Sie mich? Weil ich mich, wie so manche andere Frau, vernachlässigt habe, um mich um meine Familie zu kümmern und um all jene, die mir etwas bedeuten. So bin ich krank geworden. Ich musste neue Prioritäten setzen, um in der Lage zu sein, mein Leben wieder in die Hand zu nehmen und wieder gesund zu werden.

Also habe ich damit begonnen, meine Ernährung umzustellen, um mein Übergewicht zu verlieren, aber auch, um die Entzündung in meinem Körper zu bekämpfen.

Während der Gewichtsabnahme habe ich begonnen, meinen seelischen Zustand zu dokumentieren, denn ich spürte das Bedürfnis, alles aufzuschreiben, was ich aß, empfand oder tat. Dieses Tagebuch ist mein treuester Verbündeter geworden. Mithilfe der Notizen habe ich erkannt, warum ich meine Emotionen hinunterschluckte und warum ich mich so vernachlässigt hatte. Ich habe sogar verstanden, was bei mir Heißhungerattacken auslöste! Nachdem ich mir all dieser schädlichen Elemente bewusst geworden bin, bin ich auch in der Lage zu verstehen, was für mich eine gute Wahl ist, und das auch umzusetzen. Ich weiß, dass ich für den Rest meines Lebens meine Entscheidungen überdenken muss, um ausgeglichen bleiben zu können, denn schlechte Angewohnheiten sind häufig schnell wieder da. Aber indem ich mein Gesundheitstagebuch weiterführe, gebe ich auf mich acht und bleibe mir der guten Einstellungen bewusst, die ich übernehmen muss, um gesund zu bleiben und mich in meiner Haut wohlzufühlen.

Natacha Watier

Was essen, damit man länger satt ist?

Sobald man aufhört, Kalorien zu zählen, ist es Zeit, auf Lebensmittel zu setzen, die uns schnell satt machen. Außerdem sollte man versuchen, auf das eigene Sättigungsgefühl zu achten, um nicht weiter zu essen, wenn der Hunger gestillt ist (auf dieses Thema kommen wir in Kapitel 5 noch einmal zu sprechen).

Eiweißreiche Nahrungsmittel (Fleisch, Geflügel, Fisch, Eier, Nüsse, Käse, Hülsenfrüchte) und ballaststoffreiche Nahrung (Hülsenfrüchte, Vollkornflocken, Chiasamen etc.) sind besonders sättigend.

RICHTIG oder FALSCH?

Jeder sollte Gluten meiden.

FALSCH

Trotz ihrer Beliebtheit ist glutenfreie Kost nicht für jeden ein Muss, sondern nur für Menschen, die an Zöliakie leiden (etwa ein Prozent der Bevölkerung), und für jene, die eine Überempfindlichkeit gegen Gluten haben (etwa drei bis fünf Prozent der Bevölkerung). Die Vorteile von Vollkornweizen, Vollkornhafer und anderen Getreidesorten für alle anderen

Menschen sind unter Wissenschaftlern weitgehend anerkannt. Glutenfreie Kost enthält häufig weniger Ballaststoffe, dafür aber mehr Zucker als die herkömmlichen Getreideprodukte. Sie ist also selten die bessere Wahl. Auf Gluten zu verzichten, ist nicht empfehlenswert, es sei denn, Ihr Gesundheitsexperte rät Ihnen dazu.

Je mehr Einfachzucker ein Nahrungsmittel enthält, desto stärker destabilisiert es den Blutzucker, und das erhöht das Risiko für erneuten Kohldampf. Indem man Einfachzucker meidet (Honig, Konfitüre, Weißzucker, Bonbons etc.) und stattdessen vorzugsweise zu Lebensmitteln mit niedrigem glykämischem Index greift, vermeidet man starke Schwankungen des Blutzuckerspiegels und fördert das Sättigungsgefühl. Der glykämische Index wird durch die Zugabe anderer Nahrungsmittel beeinflusst (Fette senken ihn beispielsweise), und auch durch das Kochen (bissfeste Nudeln haben einen niedrigeren glykämischen Index als weich gekochte Nudeln). (Vgl. die Tabelle zum glykämischen Index auf 70 f.)

Einige Tipps, um schneller satt zu werden

Steigern Sie den Verzehr von Ballaststoffen.
Ballaststoffreiche Nahrungsmittel begünstigen die Sättigung. Nudeln aus Vollkornweizen machen länger satt als Nudeln aus Weißmehl. Das Gleiche gilt für Vollkornbrot und ballaststoffreiche Getreideerzeugnisse. Man achtet einfach auf die Nährwertangaben und wählt die Produkte, die den höchsten Gehalt an Ballaststoffen haben.

Essen Sie ausreichend Eiweiße.
Genau wie Ballaststoffe machen auch Eiweiße satt. Also achtet man darauf, bei allen Mahlzeiten einen Eiweißlieferanten zu sich zu nehmen (morgens Eier, Käse oder Erdnussbutter, mittags und abends Fleisch, Geflügel, Fisch oder Hülsenfrüchte). Eiweiße werden insbesondere morgens und mittags vernachlässigt. Das ist schade, denn dann drohen Heißhungerattacken im Lauf des Tages.

Schränken Sie den Verzehr von gezuckerten Getränken ein.
Es ist erwiesen, dass Kalorien, die man trinkt, deutlich weniger sättigen als solche, die man isst. Also achtet man sorgfältig auf alle Getränke (Obstcocktails, Limonaden, Energydrinks, Saft, Eistee, aromatisierten Kaffee ...). Wasser, Milch und aus Pflanzen gewonnene Getränke sind zu empfehlen. Auch Tee und Kaffee sind – ungesüßt – eine gute Alternative.

Geben Sie Gemüse den Vorzug.
Mittags und abends achtet man darauf, die Hälfte seines Tellers mit Gemüse zu füllen (→ dazu die Darstellung einer ausgewogenen Mahlzeit auf Seite 41). Je mehr Gemüse man isst, desto weniger Hunger hat man! Um den Hunger in Schach zu halten, kann man das Essen auch mit einer Suppe beginnen, einem Gemüsesaft oder einem Salat. Das sind auch im Restaurant die besten Vorspeisen!

Planen Sie nahrhafte Zwischenmahlzeiten ein.
Ein Imbiss zwischendurch ist eine wertvolle Hilfe, um Hungerattacken im Lauf des Tages vorzubeugen. Ideal ist hier eine Kombination aus Kohlenhydraten und Eiweißen, um den Blutzucker stabil zu halten und den Hunger zu begrenzen. Hier einige Vorschläge für Zwischenmahlzeiten, die man im Lauf des Vormittags und des Nachmittags zu sich nehmen kann, um wieder Energie zu tanken und bis zur nächsten Hauptmahlzeit durchzuhalten.

Zehn Vorschläge für Zwischenmahlzeiten, bei denen Kohlenhydrate und Eiweiße ausgeglichen sind

1. Ein kleiner griechischer Joghurt mit Obst
2. Weintrauben mit Hüttenkäse
3. Eine Handvoll getrocknete Cranberrys mit einer Handvoll Mandeln*
4. Ein natriumarmer Gemüsesaft + ein gekochtes Ei
5. Eine Scheibe Vollkornbrot + Erdnussbutter
6. Ein Apfel + eine Käseecke
7. Einige Kräcker + Hummus
8. Ein Sojagetränk im Tetrapak + eine Handvoll Kürbiskerne
9. Ein Apfel + eine Handvoll geröstete Kichererbsen
10. Rohkost + eine Handvoll Erdnüsse*

* Weil vermieden wird, Lebensmittel abzuwiegen, ist es üblich, von einer Handvoll Nüssen zu sprechen. Eine Handvoll (also eine geschlossene Faust) entspricht einer ordentlichen Portion. Auch Nüsse in Portionspackungen (20 bis 30 g) sind eine gute Wahl. So muss man gar nicht mehr nachrechnen.

Die Zwischenmahlzeit am Nachmittag ist zweifelsohne die wichtigste, wenn man zu Heißhungerattacken neigt. Mit ihrer Hilfe kann man der Versuchung besser widerstehen, über den Kühlschrank oder die Speisekammer herzufallen, sobald man nach Hause kommt. Für Menschen, die spät zu Abend essen, möchten wir gern zwei nachmittägliche Imbisse einführen, einen gegen 15.00 Uhr, den anderen gegen 17.30 Uhr, um bei der Ankunft zu

Hause nicht sofort zum Kühlschrank zu rennen. Diese Zwischenmahlzeit noch am Arbeitsplatz einzunehmen, kurz vor dem Aufbruch, ist eine gute Lösung für all jene, die zum Kontrollverlust neigen, sobald sie zu Hause sind. Wenn man eine Kleinigkeit isst, verringert sich auch die Gefahr, auf dem Heimweg einen Zwischenstopp am Kiosk oder an der Tankstelle einzulegen. Wenn man also zur Arbeit beispielsweise das Gemüse und ein Stück Käse mitnimmt, beschränkt man schon die Menge, und vor allem wird man nicht vom ganzen Käselaib in Verführung gebracht, der in der Küche wartet!

RICHTIG oder FALSCH?

Nahrungsmittel, die man außerhalb der Mahlzeiten verzehrt, machen dick.

FALSCH

Im Gegenteil, sättigende Zwischenmahlzeiten einzuplanen erlaubt uns, bei der folgenden Mahlzeit weniger zu essen. Ein Imbiss, der Kohlenhydrate und Eiweiße kombiniert (lesen Sie dazu unsere Vorschläge auf Seite 57) macht Sie lange genug satt, sodass Sie sich nicht auf den Kühlschrank stürzen müssen, sobald Sie nach Hause kommen.

Die abendliche Zwischenmahlzeit ist wichtig, vor allem für Menschen, die nachts aufstehen, um zu essen. Weil der Abend eine Zeit ist, die Heißhungerattacken begünstigt, ist es besser, sich für einen weniger riskanten Imbiss zu entscheiden. Eine Schale Joghurt mit Früchten verleitet weniger zu ausuferndem Essen als eine Schale Knusperflocken, die eine zweite nach sich ziehen könnte ... Manchmal reicht auch ein einfaches Sojagetränk oder ein Glas Milch am Abend!

Nächtliche Esser?

Menschen, die nachts essen, könnten an einer Unterzuckerung leiden, ohne es zu wissen. Wenn der Blutzuckerspiegel mitten in der Nacht abfällt, wachen solche Menschen auf und suchen unweigerlich nach einer Kohlenhydratquelle. Um diesem Wachsein vorzubeugen, das dem Schlaf und der Gewichtsregulierung schadet, plant man einen Imbiss direkt vor dem Schlafengehen ein. In Milch gekochte Getreidegrütze, die Kohlenhydrate und lösliche Ballaststoffe enthält, ist eine exzellente Wahl. Sie trägt dazu bei, den Blutzucker zu stabilisieren. Man kann auch einen griechischen Joghurt verzehren, unter den man Chiasamen mischt!

Wenn Sie Ihre Beziehung zu Nahrungsmitteln ändern, aus echtem Hunger und gesund essen, ohne dabei Kalorien zu zählen, und sich dann auch noch genussvoll bewegen, wird Ihr Gewicht stabil bleiben. Was für eine Erleichterung, wegzukommen vom Jo-Jo-Effekt!

Wie wäre es mit einem Blick auf unseren Darm?

Die Forschung hat in den letzten Jahren die Bedeutung der Darmflora bei verschiedenen gesundheitlichen Problemen in den Vordergrund gerückt. Man weiß heute sogar, dass ein Großteil des Serotonins über die Darmzellen verbreitet wird, und dass es wohl einen direkten Zusammenhang zwischen der mikrobiellen Darmflora und unseren Gefühlen gibt ... was für eine Neuigkeit! Die daraus folgenden Möglichkeiten sind noch nicht klar, aber man darf darauf wetten, dass uns die kommenden Jahre vor Augen führen werden, welche Bedeutung Probiotika zukommt, wenn es um unsere Launen geht und sogar um unser Essverhalten.

Eine reiche Darmflora wird in einen positiven Zusammenhang mit der Gesundheit gebracht. Man hat beobachtet, dass die Darmflora bei Übergewichtigen weniger diversifiziert ist. Die Ernährung ist ursächlich für den größten Teil der Veränderungen in der Darmflora.

Zehn Tipps für eine ausgewogene Darmflora

Erhöhen Sie den Verzehr von:

1. Ballaststoffen (Forscher schätzen, dass die Aufnahme von 50 bis 55 g pro Tag wünschenswert wäre; das entspricht etwa der doppelten Menge der aktuellen Empfehlungen)
2. Obst und Gemüse (sieben bis zehn Portionen pro Tag)
3. Fisch (wegen seiner entzündungshemmenden Wirkung)
4. Polyphenol-Lieferanten (Weintrauben, Wein, Kakao, Beerenobst)
5. Fermentierten Produkten (Kefir, Kombucha, Sauerkraut, Kimchi, Joghurt)
6. Präbiotika (wie Inulin), von denen sich die Mikroorganismen im Darm ernähren

Reduzieren Sie den Verzehr von:

7. Zucker (er könnte die Durchlässigkeit der Darmwand beeinträchtigen und so den Organismus aus dem Gleichgewicht bringen)
8. gesättigten Fetten (darunter auch Kokosöl)
9. Produkten, die Emulgatoren enthalten (Eiscreme, fertige Salatsoßen aus dem Handel)
10. Süßstoffen

Kurze Zusammenfassung

Auf Nimmerwiedersehen, Diäten, denn sie können Heißhungerattacken auslösen.

Halten Sie sich an die Regel 3-3-3:
Essen Sie 3 Mahlzeiten und 3 Zwischenmahlzeiten am Tag, essen Sie alle 3 Stunden etwas.

Orientieren Sie sich an den Empfehlungen für ausgewogene Mahlzeiten.

Legen Sie ein Tagebuch an, um besser zu verstehen, in welchem Zusammenhang Sie von Heißhunger heimgesucht werden.

Bevorzugen Sie Lebensmittel, die besser sättigen (Eiweiße, Ballaststoffe, Nahrungsmittel mit niedrigem glykämischem Index).

Wählen Sie Lebensmittel, die einer stabilen Darmflora zuträglich sind.

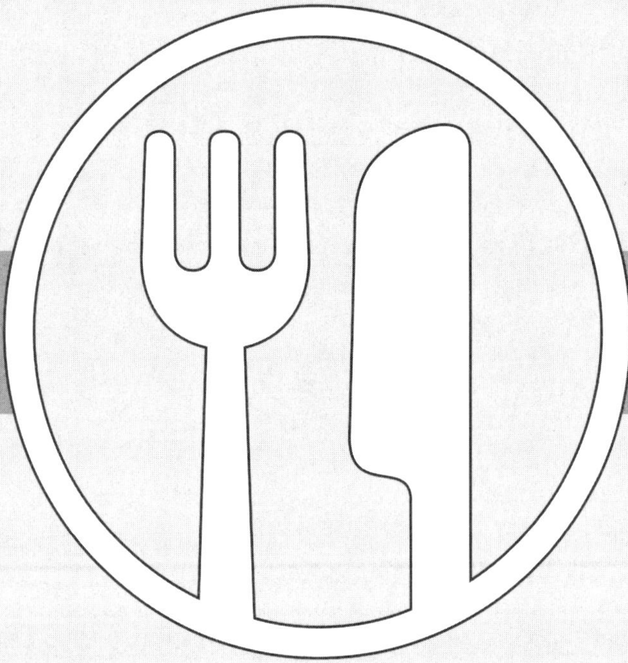

3

Schließen Sie Frieden mit den Heißhungerauslösern

Was macht Nahrungsmittel zu Auslösern für Heißhunger? Hauptsächlich das Verbot, sie zu essen, das wissen wir. Aber bestimmte Lebensmittel können nicht im Mund verschwinden, ohne automatisch einen Kontrollverlust nach sich zu ziehen – das wird Ihnen jeder bestätigen. Je nach Person handelt es sich dabei um Schokolade, Kekse, Croissants, Knabbergebäck, Konfitüre, Honig, Chips oder manchmal sogar Brot oder Teigwaren. Diese Nahrungsmittel haben eines gemeinsam: Sie enthalten viele Kohlenhydrate und haben einen hohen glykämischen Index (GI).

Der glykämische Index und das Sättigungsgefühl

Der Zusammenhang zwischen glykämischem Index* und der Nahrungskontrolle ist komplex. Der Verzehr von Nahrungsmitteln mit hohem glykämischem Index scheint eine schnellere Rückkehr des Hungers zu begünstigen und die daraus folgende Energiezufuhr im Vergleich zum Verzehr von Nahrungsmitteln mit niedrigem glykämischem Index zu erhöhen. Unseres Wissens gibt es jedoch noch keine spezifische Studie zum Zusammenhang von glykämischem Index und Hungergefühl bei Personen mit Essstörungen. Die Fähigkeit von Lebensmitteln mit erhöhtem GI, eine Heißhungerattacke auszulösen, muss noch bewiesen werden, doch es handelt sich um eine höchst interessante Forschungsrichtung. Üblicherweise geht man davon aus, dass Zucker die Sättigung fördert. Dieser Effekt könnte infrage gestellt werden; könnte es nicht sein, dass der Verzehr von Lebensmitteln mit hohem GI zu einem Abfall des Blutzuckers führt, der den Appetit beeinflusst oder aber die Kontrolle über das Essverhalten? Die hohe Insulinausschüttung nach der Aufnahme solcher Nahrungsmittel führt zu einem bedeutsamen Absinken des Blutzuckerspiegels (ohne

* Der glykämische Index steht für die Schnelligkeit, mit der die Kohlenhydrate in einem Nahrungsmittel verdaut und in Glukose umgewandelt werden, die dann ins Blut gelangt. Er steht für die Anhebung des Blutzuckers, nachdem man 50 g Kohlenhydrate aus einem Nahrungsmittel verzehrt hat, und vergleicht diese mit der Anhebung des Blutzuckers, nachdem man 50 g Kohlenhydrate verzehrt hat, die aus einem Referenzprodukt stammen (Glukose oder Weißbrot).

jedoch das Stadium der Unterzuckerung zu erreichen), und das könnte zu erneuter Lust auf Essen führen. Ein Ansatz, den man weiter erforschen sollte ...

Eines ist jedoch gewiss: Zu Beginn des Versuchs, den Teufelskreis aus Heißhungerattacken zu durchbrechen, ist es ratsam, alle »Auslöser« zu meiden (die Liste dieser problematischen Nahrungsmittel ist bei jedem Menschen eine andere). Es gibt Menschen, die solche Lebensmittel nie wieder auf den Speiseplan setzen wollen, weil sie sie für eine Droge halten. Manch zwanghafter Esser spricht sogar davon, dass er sich mit bestimmten Lebensmitteln »die Kante gibt«. Die Mitglieder der Selbsthilfegruppe *Outremangeurs Anonymes* (auf Deutsch etwa »anonyme Zwangsesser«) sprechen übrigens von Abstinenz in Bezug auf Zucker, da sie Weißzucker in jeder Form meiden.

Wird man von Zucker abhängig – ähnlich wie von Drogen?

Tierstudien haben wiederholt gezeigt, dass Zucker eine Abhängigkeit vergleichbar der von Drogen schaffen kann, weil dadurch das Dopamin ansteigt, ein Neurotransmitter, der das Lustzentrum und das Belohnungssystem beeinflusst.[7] Bei Studien am Menschen ist es jedoch nicht gelungen, eindeutig zu beweisen, dass Zucker eine vergleichbare Abhängigkeit schafft wie Drogen.[8] Zwar werden bestimmte Gehirnareale beim Verzehr von stark zuckerhaltigen (und häufig stark fetthaltigen) Lebensmitteln aktiviert, die mit dem Lustempfinden in

Zusammenhang gebracht werden. Doch es scheint, als seien chronischer Stress und Niedergeschlagenheit (oder Depressionen) weit eindeutigere Vorzeichen für einen Kontrollverlust.

Unsere Meinung dazu? Wenn die Krisen mehrmals pro Woche auftreten, raten wir Ihnen, alle Lebensmittel aus Ihrer Umgebung zu entfernen, die Heißhungerattacken auslösen. Wir möchten Sie aber auch ermutigen, sie im Lauf der Monate wieder einzuführen, zu Beginn in einem geschützten Umfeld (zum Beispiel bei Freunden oder im Restaurant) und anschließend schrittweise auch zu Hause.

RICHTIG oder FALSCH?

Süßstoff ist eine gute Lösung, um die Kalorienzufuhr einzuschränken.

FALSCH

Süßstoffe erhalten nicht nur den Geschmack von Zucker, sondern können auch das Gehirn überlisten, das vergeblich auf eine Portion Kohlenhydrate wartet. So wird es motiviert, nach einer echten Zuckerquelle zu suchen. Obendrein zeigen neuere Studien verstärkt, dass Zuckeraustauschstoffe die Zusammensetzung der Darmflora (also die Gesamtheit der Mikroorganismen im Darm) nachteilig verändern!

Glykämischer Index (GI) von Nahrungsmitteln, unterteilt in verschiedene Kategorien*

Lebensmittel nach Kategorie	Niedriger GI (< 55)	Mittlerer GI (55 bis 70)	Hoher GI (> 70)
Getreideerzeugnisse			
Getreide	Frühstücks-cerealien aus Weizenkleie, Flohsamen, geschroteter Hafer	Frühstücksflocken aus Vollkorn-weizen, lösliche Haferflocken	Frühstücks-cerealien aus geröstetem Reis, Cornflakes, Voll-kornweizenflocken, Schmelzflocken aus Hafer
Brot	Vollkornbrot, Zwölfkornbrot, Vollkornbrot aus gemahlenem Weizen, Pumpernickel	Brot aus Weizen-vollkorn, Roggen, Sauerteigbrot	Weißbrot, Bagels, Weißmehlbrötchen
Reis/andere Körner/Nudeln	Teigwaren »al dente«, Nudeln, Parboiled Reis, Gerste, Bulgur	Basmatireis, Natur-reis, Couscous	Instantreis
Obst und Gemüse			
Gemüse	Süßkartoffeln, Erbsen, Yamswurzel	Rohe Karotten, Backofen-kartoffeln mit Schale, neue Kartoffeln, Mais	Backofenkartof-feln ohne Schale, Kartoffelpüree, Pas-tinaken, Kohlrüben, Winterkürbis
Obst	Äpfel, Orangen, Erdbeeren, Pfir-siche, Kirschen, Weintrauben	Bananen, Rosinen, Aprikosen	Wassermelone, getrocknete Datteln

* Quelle: Kanadisches Institut für Zucker und Kanadische Vereinigung für Diabetes

Lebensmittel nach Kategorie	Niedriger GI (< 55)	Mittlerer GI (55 bis 70)	Hoher GI (> 70)
Säfte	Apfelsaft, Orangensaft, Grapefruitsaft, Tomatensaft	Traubensaft, Cranberrysaft	
Milcherzeugnisse			
	Milch, Naturjoghurt mit Zucker, Trinkschokolade	Kondensmilch mit Zucker	
Hülsenfrüchte			
	Linsen, rote Bohnen, Sojabohnen, Kichererbsen, Bohnen mit Speck, Trockenerbsen		
Süßungsmittel			
	Fruchtzucker	Haushaltszucker (Saccharose), Rohrzucker, Honig	Glukose (GI = 100)

Die schrittweise Rückgewöhnung an die Auslöser von Heißhungerattacken

Folgen Sie diesen Anleitungen, um Nahrungsmittel wieder auf den Speiseplan zu nehmen, die im Rahmen Ihrer Ernährung problematisch waren.

1. Erstellen Sie eine Liste der problematischen Lebensmittel, und verbannen Sie diese eine Zeit lang aus dem Haushalt.

Zuerst einmal listen Sie auf, welche Nahrungsmittel bei Ihnen als Auslöser von Heißhungerattacken wirken. Diese Liste ist von Mensch zu Mensch anders. Verbannen Sie diese Lebensmittel für eine Zeit aus Ihrem Haushalt. Wenn keine Chips, kein Eis und keine Nuss-Nugat-Creme im Haus sind, verringert sich das Risiko für eine Heißhungerattacke. Wenn Sie nicht widerstehen können, müssen Sie das Auto nehmen oder zur nächsten Tankstelle laufen, was Ihnen einen zusätzlichen Aufschub und damit Bedenkzeit gibt.

2. Essen Sie die »Auslöser« in einer sicheren Umgebung (bei Freunden, im Restaurant).

Wenn zu Hause alles gut läuft, ist der Moment gekommen, schrittweise mit der Wiedereinführung der problematischen Lebensmittel zu beginnen.

Sie haben eine Liste der Lebensmittel erstellt, die bei Ihnen zu der Befürchtung führen, Sie könnten davon zunehmen oder zu einer Heißhungerattacke angestiftet werden, wenn Sie davon essen. Unterteilen Sie die Liste jetzt gemäß dem Grad Ihrer Angst. Hier das Beispiel der Liste einer Betroffenen zur Wiedereinführung der problematischen Lebensmittel.

Grad der Angst	Auslöser
niedrig	Erdnussbutter, Frühstücksflocken
mittel	Knabbergebäck, Muffins, Teigwaren
hoch	Chips, Kekse, Croissants, Eiscreme, Schokolade

Führen Sie zunächst die Lebensmittel in einer sicheren Umgebung wieder ein, die am wenigsten Angst auslösen. Die Betroffene hat es beispielsweise mit der Erdnussbutter probiert, indem sie zwei Portionen davon in einem Frühstückscafé mit einer Scheibe Brot gegessen hat. Sie hat dieses Essen genossen, ohne Angst zu haben, dass es zu einer Heißhungerattacke kommt. So hat sie eine neue Assoziation geschaffen: »Ich kann dieses Lebensmittel essen, ohne dass das Ergebnis negativ ist.«

Sie sind bei einer Geburtstagsfeier, und alle essen ein Stück Torte? Dann tun Sie das auch! Nehmen Sie sich wie alle anderen ein Stück und essen Sie es mit Genuss. Da die Torte nicht bei Ihnen zu Hause ist, laufen Sie auch nicht Gefahr, über die Reste herzufallen, sobald alle Gäste weg sind.

Und vergessen Sie nicht: Vermeiden Sie jede Schwarz-Weiß-Färberei, jedes »Alles oder nichts«. Nur weil Sie ein Stück Torte essen, ist der Tag noch lange nicht im Eimer. Ein Stück Torte verdirbt keineswegs den Tag. Rufen Sie sich diesen Satz immer dann ins Gedächtnis, wenn Sie etwas essen, das Angst in Ihnen auslöst.

3. Setzen Sie die »Auslöser« zu Hause einen nach dem anderen wieder auf den Speiseplan.

Beginnen Sie mit den am wenigsten problematischen Speisen (zum Beispiel mit dunkler Schokolade statt mit Milchschokolade), und führen Sie die Leckereien auch zu Hause wieder ein. Essen Sie sie nur dann, wenn Ihnen wirklich danach ist, und nicht, um sich emotional zu beruhigen. Wir empfehlen Ihnen, diese Sachen am Anfang in Gegenwart eines nahestehenden Menschen zu essen, dem Sie vertrauen, und nicht, wenn Sie allein sind.

Kommen wir noch einmal zu dem Fall der Dame, die Erdnussbutter als Erstes wieder im Restaurant gegessen hat. Da die Erfahrung positiv war, hat sie anschließend ein Glas Erdnussbutter für zu Hause gekauft und begonnen, jeden Morgen etwas davon auf Brot zu essen. Sie hat dabei immer daran gedacht, dass sie jeden Morgen davon essen kann, wenn sie es möchte, und dass sie ja wieder ein Glas kaufen kann, wenn das erste leer ist. Gedanken der Art »Ich mache es jetzt leer, damit nichts mehr im Haus ist« sind im Lauf der Wochen verschwunden. So kann jedes Lebensmittel nach und nach wieder eingeführt werden, indem man eine positive Assoziation kreiert, die den negativen Emotionen entgegenwirkt, die einem Kontrollverlust folgen.

Einige Tricks, um Ihre Erfolgsaussichten zu erhöhen, wenn Sie die problematischen Lebensmittel wieder einführen

1. Setzen Sie sich zum Essen an den Tisch.
2. Servieren Sie Ihr Essen auf einem Teller.
3. Sobald die Portion auf dem Teller ist, räumen Sie die Reste wieder in den Schrank oder den Kühlschrank.
4. Vermeiden Sie Fernsehen und andere Ablenkungen während des Essens.
5. Verlangsamen Sie Ihren Essrhythmus.
6. Achten Sie auf Textur, Geruch, Farbe und Geschmack der Nahrung, wie beim Verkosten eines guten Weins.
7. Achten Sie auf Ihr Hungergefühl und den Moment, in dem Sie satt sind.

Solange ich denken kann, hatte ich Probleme damit, mein Essverhalten zu regulieren. Dabei bin ich in einer liebevollen Familie groß geworden, die gut situiert war und wo es alles gab.
Meine Beziehung zu Weißzucker ist auch heute noch ein Angstauslöser für mich. Ich fühle mich abhängig. Ich bin clean, habe seit 24 Jahren keinen Rückfall bei Alkohol und Drogen gehabt. Mein Heißhunger und meine Abhängigkeit von Weißzucker haben mich in die tiefsten Täler meines Lebens gestürzt.
Als ich aufgehört habe zu trinken, habe ich die innere Leere mit Zucker gefüllt ... 18 Monate lang habe ich bei meinen Heißhungerattacken

heimlich mindestens ein bis zwei Dutzend Krapfen verschlungen, ganze Packungen Schokolade, Buttercreme ... Mein schlanker Körper wurde zu einer riesigen Masse Fett: Ich habe mehr als 100 Kilogramm zugenommen; über fünf Jahre wog ich mehr als 180 Kilogramm.

Wegen meines Esszwangs habe ich mich selbstzerstörerisch und manipulativ verhalten, ich war am Rande des Wahnsinns. Ich weiß nicht, wie oft ich Einkäufe in letzter Minute vorgetäuscht habe, um meine Familie verlassen und mir meinen ZUCKER besorgen zu können ... Hier eine Liste der Dinge, zu denen mich mein Heißhunger veranlasst hat:

- Allein im Auto essen
- Den Supermarkt wechseln, damit ich nicht wiedererkannt und für die »fette Schlampe« gehalten werde
- Die Verpackungen auf der Straße entsorgen, damit mich niemand ertappt
- Schokolade verstecken und heimlich nachts essen
- Halb aufgetautes Essen verschlingen

Kurz gesagt, ich war besessen – ja, besessen – davon, um jeden Preis Zucker in mich reinzustopfen und zusehends dicker zu werden. Ich tat nichts, um gegenzusteuern ...
Vor 14 Jahren hatte ich das Glück, mich einem chirurgischen Eingriff unterziehen zu können ... Der Arzt hatte mich gewarnt, dass die Fresssucht stärker als jede Operation sei und dass ich wie acht von zehn Personen Gefahr lief, das Gewicht auf lange Zeit wieder zuzunehmen. Ich habe mir geschworen, dass ich zu denen gehöre, die das verlorene Gewicht nie wieder zunehmen, und bis heute habe ich es geschafft.

Ich bin nicht nur das überschüssige Gewicht losgeworden, es ist mir auch gelungen, den Körper wiederzubekommen, mit dem ich im Reinen bin. Der Esszwang wird immer MEINE GRÖSSTE HERAUSFORDERUNG bleiben. Manchmal erlebe ich einen Rückschlag, aber inzwischen weiß ich, was passiert, wenn ich meine Hausaufgaben nicht gemacht habe:

- Ich habe die Mahlzeiten nicht geplant, habe meine Zwischenmahlzeiten nicht dabei, und der Kühlschrank ist leer.
- Ich habe einen ersten Bissen von etwas Süßem gegessen und sage mir: Egal, wenn ich schon dabei bin ...
- Ich habe eins der problematischen Nahrungsmittel gegessen.
- Ich habe PMS.

Ich werde beim Essen immer Disziplin üben müssen. Meine Esssucht ist eine schwere emotionale Störung. Inzwischen meditiere ich darüber, was ich sein möchte, ich teile meine Erlebnisse mit anderen Frauen, und ich habe einen Beruf, bei dem eine exzellente körperliche Verfassung unabdingbar ist.
Genesung ist möglich, ja, aber Perfektion? Nein. Doch wer isst nicht von Zeit zu Zeit etwas zu viel? Allerdings sollte man den Moment erkennen, in dem es zur Sucht wird ... Das ist eine schwere Krankheit.
Meine Esssucht wird immer meine größte Schwäche bleiben, doch wenn man seine Hausaufgaben macht und diszipliniert ist, kann sie auch zu einer Quelle der Selbsterkenntnis werden.
Ich wünsche Ihnen, dass Sie ihr die Stirn bieten, sie erkennen und versuchen, sie zu meistern.

Julie Déry, Personal Trainer, Coach und Vortragsrednerin

Gewichtsabnahme und Esssucht

Es gibt zwanghafte Esser, die zu uns kommen, weil sie abnehmen möchten. Eine Gewichtsabnahme ist nicht das vorrangige Ziel der Treffen mit einem Therapeuten. Allerdings kann eine solche durchaus ins Auge gefasst werden. Hier einige Fragen, die man sich stellen sollte, bevor man dieses Ziel in Angriff nimmt:

- Ist es mir gelungen, meine Ernährung, mein Gewicht und meine Heißhungerattacken in den Griff zu bekommen?
- Muss ich abnehmen, weil ärztliche Untersuchungen Anlass zur Sorge geben (Cholesterin, Herzprobleme, Reflux-Beschwerden, Bluthochdruck, Schlafapnoe)?
- Schaffe ich es, den Ernährungsempfehlungen Folge zu leisten und mir gegenüber flexibel und nachsichtig zu sein, statt die Empfehlungen als eine neuerliche Diät aufzufassen?

Wenn Sie alle drei Fragen mit Ja beantworten können, dann kann man einen schrittweisen Gewichtsverlust ins Auge fassen.

Der Ernährungsplan

Wir haben gesehen, dass eine strenge Diät zu Heißhungerattacken führt. Es ist also eher angebracht, einem Ernährungsplan zu folgen, dessen Ziel eine Neustrukturierung der Ernährung ist.

Da sie jeden Bezug zu einer ausgewogenen Ernährung verloren haben, die sich an ihren Bedürfnissen orientiert, wissen zwanghafte Esser oft nicht, was und vor allem wie viel sie essen sollen. Bei einem ersten Treffen können deshalb die persönlichen Bedürfnisse festgestellt und der Grundstoffwechsel bestimmt werden. Der erstellte Plan sollte nicht zu streng ausfallen, die Nährstoffaufnahme bei Frauen liegt zwischen 1500 und 1900 Kalorien und bei Männern zwischen 1800 und 2100 Kalorien. Die genaue Kalorienzahl wird dem Betroffenen selten mitgeteilt, um die Zwänge nicht zu verstärken.
Immer wieder sind die Patienten überrascht von der Menge und der Vielzahl an Lebensmitteln, die sie zu sich nehmen dürfen, und glauben fest, dass sie bei so viel Essen nicht abnehmen werden. Doch wenn man es schafft, die Episoden zwanghaften Essens zu kontrollieren, die die Energiezufuhr oft auf über 3000 Kalorien steigen lassen, dann sind die Gewichtsverluste auf lange Sicht bedeutend. Eigentlich ist nicht die Gewichtsabnahme Ziel des Ernährungsplans, sondern die Kontrolle über die Heißhungerattacken. Ein zu strenger Plan setzt Betroffene dem Hunger aus und damit weiteren Krisen. Der Ernährungsplan, der auf drei Mahlzeiten und drei Zwischenmahlzeiten basiert, ist oft optimal. Wie bei einem Ernährungsplan für Menschen, die an Unterzuckerung leiden, stellen die Zwischenmahlzeiten in der Regel eine Kombination aus Kohlenhydraten und Eiweißen dar (zum Beispiel ein Obst und ein Stück Käse), wodurch sich der Heißhunger offenbar besser kontrollieren lässt. Der Ernährungsplan fördert eine Rückkehr zur normalen Ernährung eher als eine strenge Diät zur Gewichtsabnahme.

RICHTIG oder FALSCH?

Fettes Essen macht dick.

FALSCH

Wäre das der Fall, wären alle Bewohner der Mittelmeerregion übergewichtig. Heute weiß man, dass wir mehr Fette essen können, als wir dachten, solange es sich um gute Fette handelt. Nüsse, Avocados und Olivenöl gehören ganz eindeutig zu einer ausgewogenen Ernährung. Es ist ja kein bestimmtes Nahrungsmittel, das dick macht (egal ob Fette oder Zucker), sondern die Tatsache, dass man mehr Kalorien zu sich nimmt, als man verbrennt.

RICHTIG oder FALSCH?

Bestimmte Lebensmittel begünstigen den Fettabbau.

FALSCH

Bis heute ist kein Lebensmittel bekannt, das die Fettverbrennung anregt. Allein eine Kalorienzufuhr, die unter unserem Energieverbrauch liegt, kann die Fettreserven zum Schmelzen bringen.

RICHTIG oder FALSCH?

Trennkost begünstigt die Gewichtsabnahme.

FALSCH

Wir alle verfügen über die nötigen Enzyme, um gemischte Mahlzeiten zu verdauen. Man muss also weder das Obst noch die Eiweiße von den Kohlenhydraten trennen. Essen Sie das Essen, das Ihnen schmeckt, ohne es zu hinterfragen!

Körperliche Betätigung

Wenn Ihnen Sport nicht zusagt, können Sie auch einfach mehr Bewegung in Ihren Tagesablauf integrieren. Dafür können Sie sich einen Schrittzähler zulegen oder eine App auf Ihrem Smartphone nutzen. Um nach und nach abzunehmen, sollte man versuchen, mehr als 7000 Schritte pro Tag zu gehen.

Damit das gelingt, können Sie kleine Veränderungen in Ihrem Alltag vornehmen:

- Gehen Sie während des Telefonierens auf und ab.
- Nutzen Sie öffentliche Verkehrsmittel.
- Parken Sie Ihr Auto am entfernten Ende des Parkplatzes.
- Schlagen Sie Kollegen vor, während der Mittagspause einen Spaziergang mit Ihnen zu machen.

* Meiden Sie Aufzüge und Rolltreppen.
* Erledigen Sie lästige Arbeiten selbst (Schneeschaufeln im Winter, Rasenmähen im Sommer etc.).

Zu den Vorteilen körperlicher Betätigung kommen wir in Kapitel 6 noch einmal zurück.

Kurze Zusammenfassung

Bei manchen Menschen scheinen ganz konkrete Speisen (häufig fettreiche und zuckerhaltige) Heißhungerattacken auszulösen. Die Liste dieser Nahrungsmittel unterscheidet sich von Mensch zu Mensch, genau wie der Grad der Angst, die sie auslösen.

Kurzfristig mag es notwendig sein, die Lebensmittel vom Speiseplan zu nehmen, die zu Heißhungerattacken führen können. Diese Lösung ist aber auf lange Sicht nicht wünschenswert. Deshalb schlagen wir vor, diese »Auslöser« nach und nach wieder einzuführen, und zwar in einem sicheren Umfeld, damit man eine positive Assoziation damit verknüpfen kann und sich in ihrer Gegenwart nicht länger in Gefahr wähnt.

Ist man stabil in Bezug auf die Heißhungerattacken, kann man eine Gewichtsabnahme ins Auge fassen, sofern ein Übergewicht vorliegt und die Gesundheit beeinträchtigt. Diese Art Diät ist nur bedingt kalorienarm und beruht auf den Ernährungsgrundsätzen, die in Kapitel 2 angesprochen wurden.

4

Wie man lernt, mit seinen Emotionen umzugehen und sein Denken zu verändern

Viele Menschen, die von Heißhungerattacken betroffen sind, sagen von sich, sie empfänden Emotionen stärker als der Durchschnitt. Die Nahrung wird dann angesichts bestimmter schmerzlicher oder zu heftiger Gefühle als Trost wahrgenommen. Doch diese Exzesse haben auch schwere Folgen und Auswirkungen.

Nahrung als Trost meiden

Ihr Chef macht eine abwertende Bemerkung über Ihre Arbeit, und Sie holen sich verletzt einen Schokoriegel am Automaten? Ihr Lebenspartner ist eine Woche abwesend, und Sie knabbern jeden Abend etwas? Sie haben einen wichtigen Geschäftstermin, und am Abend vorher fallen Sie vor lauter Stress über einen riesigen Becher Eis her?

Es gibt viele Menschen, die in der Nahrung Trost finden und so auf verschiedene Emotionen reagieren, mit denen sie anderweitig schlecht fertigwerden. Doch dieses Verhalten bringt nur vorübergehend Erleichterung. Man muss eine ganze Bandbreite an Antworten auf die Situation finden.

Hier einige Beispiele:

Ich langweile mich:
* Ich rufe eine Freundin an.
* Ich mache einen Spaziergang und höre meine Lieblingsmusik.
* Ich melde mich bei einem Kurs an.

Ich bin wütend auf jemanden:
* Ich schreibe einen Brief.
* Ich behaupte mich gegenüber der Person, die mich wütend macht.
* Ich rufen einen Freund an, um mit ihm darüber zu reden.

Ich habe Angst:

- Ich meditiere oder mache eine Atemübung.*
- Ich nehme ein Bad und höre dazu Entspannungsmusik.

Neben anderen Möglichkeiten, wie man reagieren kann, könnten auch folgende Möglichkeiten eine Lösung sein:

- Ich trinke ein großes Glas Wasser.
- Ich mache ein Nickerchen.
- Ich stehe jemand anderem bei (Beispiel: sich um das Kind einer Freundin kümmern, während sie einkauft, jemandem eine aufmunternde Botschaft schicken, der gerade eine schwere Phase durchmacht, oder einfach jemandem einen Gefallen tun).
- Ich mache Yoga.

Wenn Sie dazu neigen, sich von negativen Gefühlen überwältigen zu lassen, sollten Sie vor allem versuchen, in der jeweiligen Situation nicht überzureagieren. Seien Sie kreativ, und verwandeln Sie die Situation in etwas Konstruktives. Ihr Chef macht eine Bemerkung? Umso besser, jetzt können Sie über sich selbst hinauswachsen, indem Sie bestimmte Punkte verbessern oder sich ihm gegenüber behaupten. Ohne Ihren Partner leiden Sie unter der Einsamkeit? Profitieren Sie davon, indem Sie einfach machen, wozu Sie Lust haben, aber sonst nie kommen: Treffen Sie alte Freunde, gehen Sie ins Theater oder ins Kino. Nutzen Sie die Zeit, um sich

* Um zu trainieren, wie man in regelmäßigem Rhythmus ein- und ausatmet, kann man auf verschiedene Gratisapps zur Herzkohärenz zurückgreifen, zum Beispiel CardioZen, Respiroguide Pro oder die Anwendungen von HearthMath. Mit ihrer Hilfe können nach wenigen Minuten Dopamin und Serotonin freigesetzt werden, zwei Hormone, denen eine Schlüsselstellung im Umgang mit dem Essverhalten zukommt.

zu einhundert Prozent etwas Gutes zu tun, ganz ohne Zugeständnisse! Ein anstehender Termin stresst Sie? Bereiten Sie sich gut vor, und machen Sie Yogaübungen, oder gehen Sie zum Sport. Das sind Aktivitäten, die Ihnen mehr Befriedigung einbringen!

RICHTIG oder FALSCH?

Man kann lernen, seine Gefühle zu kontrollieren.

FALSCH

Es ist unmöglich, Gefühle zu »kontrollieren«. Gefühle sind ein psychischer Reflex zur Interpretation einer gegebenen Situation. Wichtig ist zu verstehen, dass Emotionen eine Funktion haben, eine Aufgabe. Es handelt sich dabei um unser Alarmsystem, das uns Bedürfnisse melden und uns helfen soll, uns zu respektieren. Ohne sie kontrollieren zu wollen, können wir dennoch besser mit ihnen umgehen und die Art verändern, wie wir eine gegebene Situation interpretieren.

Ändern Sie die Gedanken, welche die Realität verzerren …

Die kognitive Verhaltenstherapie, also der bis heute wirksamste psychologische Ansatz zur Behandlung von Zwängen, zielt darauf ab, Verhaltensweisen und Emotionen zu verändern, indem automatische Denkabläufe und Überzeugungen abgewandelt werden, die unsere Wahrnehmung der Realität verfälschen. Natürlich muss man dafür in der Lage sein zu verstehen, was eine kognitive Verzerrung ist.

Kognitive Verzerrungen

Der Begriff *kognitive Verzerrung*[9] stammt von dem Psychiater Aaron T. Beck. Gemeint ist damit eine Informationsverarbeitung, die zu fehlerhaftem Denken führt und dadurch eine Reihe von negativen Überlegungen und Emotionen auslöst. Hier verschiedene Typen der kognitiven Verzerrung:

- **Alles oder nichts: die Tendenz, alles schwarz oder weiß zu sehen, gut oder schlecht**
  Beispiel: Ich habe Chips gegessen, obwohl ich keine essen sollte, aber wenn ich schon dabei bin, kann ich gleich die ganze Tüte essen, der Tag ist eh futsch.

* Übertriebene Verallgemeinerungen: Ein einzelnes Unglück scheint Teil einer ganze Reihe von Pleiten zu sein.
  Beispiel: Ich habe es heute nicht geschafft, Sport zu machen, und das wird sich ständig wiederholen.

* Mentales Filtern: Man klammert sich so sehr an ein negatives Detail, dass der Blick auf die Realität verstellt wird.
  Beispiel: Es ist mir gelungen, die ganze Woche über gesund zu essen, aber ich bin so auf den Heißhungeranfall von gestern fixiert, dass ich den Eindruck habe, die ganze Woche sei eine Pleite gewesen.

* Abwertung des Positiven: Zurückweisung neutraler oder positiver Vorkommnisse, damit man an seinem negativen Blick auf die Dinge festhalten kann, auch wenn dieser im Widerspruch zur Realität steht
  Beispiel: Andere sagen über mich nur, ich sei hübsch und sähe gesund aus, um mir einen Gefallen zu tun, in Wahrheit denken sie das gar nicht.

* Vorschnelle Schlussfolgerungen:
  a) Gedankenlesen: Ich beschließe willkürlich, ein anderer habe eine negative Haltung mir gegenüber, ohne zu überprüfen, ob das wahr ist.
  Beispiel: Ich habe am Wochenende zum ersten Mal die Schwester meines Lebensgefährten getroffen. Sie hat fast kein Wort zu mir gesagt, ich bin sicher, sie mag mich nicht.
  b) Wahrsagen: Ich sage das Schlechte vorher und bin dann überzeugt, dass die Tatsachen meine Vorhersage bestätigen.

Beispiel: Mein Wunsch, einen Partner zu finden, ist zum Scheitern verurteilt. Jedes Mal, wenn ich einen Mann kennenlerne, macht dieser nach einigen Monaten Schluss.

- Über- und Untertreibung: die Bedeutung bestimmter Dinge vergrößern (eigene Fehler oder die Erfolge anderer) und die Bedeutung anderer Dinge kleinreden (eigene Stärken und die Schwächen seiner Mitmenschen)
  Beispiel: Mein Kollege macht regelmäßig zu seinem Vergnügen Sport, dazu wäre ich nie in der Lage.

- Verwechslung von Argumenten und Gefühlen: die Annahme, dass die eigenen, negativen Gefühle ganz bestimmt der Wirklichkeit entsprechen
  Beispiel: Wenn ich in dieser Situation Angst habe, dann muss ich sie sicher meiden.

- Aussagen mit »ich muss«/»ich sollte«: Als müsse man sich zwingen oder sich bestrafen, um sich davon zu überzeugen, etwas zu tun; damit weckt man jede Menge Schuldgefühle.
  Beispiel: Heute Abend muss ich den ganzen Haushalt erledigen.

- Abstempeln und in (falsche) Kategorien einordnen: sich oder andere aburteilen, wobei das Urteil sehr emotional ausfällt
  Beispiel: Ich bin dumm. Er ist faul.

- Personalisieren: sich die Verantwortung für ein missliches Vorkommnis aufbürden, an dem man gar nicht allein Schuld hat

Beispiel: Dieses Date war kein Erfolg, das liegt bestimmt an meinem Gewicht.

Hier ein Beispiel dafür, wie Sie mithilfe eines Tagebuchs Ihre Gedanken, die dadurch ausgelösten Gefühle und die kognitiven Verzerrungen einordnen und wie Sie alternative Gedanken formulieren können.

Tagebuch zur kognitiven Neustrukturierung

<table>
<tr><th>Datum – Uhrzeit</th><td colspan="2">Dienstag – 20.00 Uhr</td></tr>
<tr><th>Situation</th><th>Kognitive Verzerrung</th><th>Alternative Gedanken</th></tr>
<tr><td>Allein in der Küche</td><td rowspan="6">In falsche Kategorien einordnen

Alles oder nichts</td><td rowspan="6">Ich darf etwas naschen, ich habe es nicht getan, um mich zu trösten, ich habe jeden Bissen genossen, es hat mir gutgetan, die Krisen werden weniger, wenn ich mir ab und zu etwas Süßes gönne.</td></tr>
<tr><th>Automatische Gedanken</th></tr>
<tr><td>Ich habe ein Stück Schokolade gegessen. Ich habe versagt.</td></tr>
<tr><th>Gefühl</th></tr>
<tr><td>Scham, Trauer, Enttäuschung</td></tr>
</table>

<table>
<tr><th>Datum – Uhrzeit</th><td colspan="2">Freitag – 19.00 Uhr</td></tr>
<tr><th>Situation</th><th>Kognitive Verzerrung</th><th>Alternative Gedanken</th></tr>
<tr><td>Nach einem enttäuschenden Rendezvous, das über ein Dating-Portal zustande kam</td><td rowspan="6">Vorschnelle Schlussfolgerung, Personalisierung</td><td rowspan="6">Ich weiß nicht, warum es bei ihm nicht gefunkt hat, ich kann es auch nicht wissen, solange er es mir nicht sagt. Er hatte mein Foto in meinem Profil auf der Partnerbörse gesehen. Nur weil ich mein Aussehen verurteile, müssen andere nicht auch so streng sein.</td></tr>
<tr><th>Automatische Gedanken</th></tr>
<tr><td>Er wollte mich nicht, weil ich fett bin!</td></tr>
<tr><th>Gefühl</th></tr>
<tr><td>Wut, Scham, Zurückweisung</td></tr>
</table>

Datum – Uhrzeit	Sonntag – 11.00 Uhr	
Situation	**Kognitive Verzerrung**	**Alternative Gedanken**
Nach einem Familienbrunch **Automatische Gedanken** Wieder eine Fressattacke! Jetzt darf ich den ganzen Tag nichts mehr essen! **Gefühl** Ekel, Wut, Schuldgefühle	Alles oder nichts Übertreibung Ich muss/ ich sollte	Hat mein Körper das etwa gebraucht, weil ich beim Brunch zu wenig gegessen hatte? Nehme ich zu, nur weil ich bei einer Mahlzeit zu viel gegessen habe? Mich den ganzen Tag zurückzuhalten erhöht nur das Risiko, heute Abend die nächste Heißhungerattacke zu erleben.

Datum – Uhrzeit	Montag – 16.00 Uhr	
Situation	**Kognitive Verzerrung**	**Alternative Gedanken**
Mein Chef sagt, ich habe einen Fehler gemacht. **Automatische Gedanken** Ich hasse meine Arbeit, mein Chef hat keine Ahnung, er ist ungerecht! **Gefühl** Ungerechtigkeit, Ohnmacht, Wut	Mentales Filtern Übertriebene Verallgemeinerung	Steht ein einzelner negativer Kommentar für meine ganze Arbeit? Muss man bei der Arbeit perfekt sein, um sie zu mögen? Kann man nicht davon ausgehen, dass auch die anderen Angestellten manchmal kritisiert werden?

Datum – Uhrzeit	Mittwoch – 18.30 Uhr	
Situation	**Kognitive Verzerrung**	**Alternative Gedanken**
Nach der Arbeit kaufe ich eine Tüte Chips. **Automatische Gedanken** Ich habe den ganzen Tag ohne Pause durchgearbeitet. Diese Chips habe ich verdient! **Gefühl** Stolz	Ich muss/ ich sollte	Ist es wirklich zwingend, dass ich meine Grundbedürfnisse vergesse, um diese Arbeit gut zu machen? Wäre ich nach 15 Minuten Mittagspause nicht konzentrierter gewesen?

<table>
<tr><th>Datum – Uhrzeit</th><th colspan="2">Freitag – Mittag</th></tr>
<tr><th>Situation</th><th>Kognitive Verzerrung</th><th>Alternative Gedanken</th></tr>
<tr><td>Mein Arzt sagt, ich müsse abnehmen.</td><td rowspan="5">Verwechslung von Argumenten und Gefühlen

Vorschnelle Schlussfolgerung</td><td rowspan="5">Kann es sein, dass der Arzt sich aus Zeitmangel ungeschickt ausgedrückt hat, sich aber um meine Gesundheit sorgt? Wenn ich jetzt aus Trotz eine Fressattacke bekomme, schade ich nur mir selbst. Mich ihm gegenüber zu behaupten würde mir mehr helfen.</td></tr>
<tr><th>Automatische Gedanken</th></tr>
<tr><td>Er findet mich dick und faul, ich werd's ihm zeigen … Ich esse, was ich will!</td></tr>
<tr><th>Gefühl</th></tr>
<tr><td>Wut, Scham, Entmutigung, Erniedrigung</td></tr>
</table>

<table>
<tr><th>Datum – Uhrzeit</th><th colspan="2">Freitag – 20.00 Uhr</th></tr>
<tr><th>Situation</th><th>Kognitive Verzerrung</th><th>Alternative Gedanken</th></tr>
<tr><td>Ein Abend ohne Pläne, kein Freund hat Zeit. Langeweile, Enttäuschung</td><td rowspan="5">Ich muss/ ich sollte

Alles oder nichts

Personalisieren</td><td rowspan="5">Alle meine Freunde haben schon vorher etwas geplant, das heißt ja nicht, dass sie nichts mit mir machen wollen, es ist nur schlechtes Timing. Was kann ich tun, das mir Spaß macht und mich ablenkt?</td></tr>
<tr><th>Automatische Gedanken</th></tr>
<tr><td>Ich fühle mich so allein heute Abend, niemand will etwas mit mir zu tun haben, das Eis im Tiefkühlfach wartet, aber ich soll ja nicht …</td></tr>
<tr><th>Gefühl</th></tr>
<tr><td>Einsamkeit</td></tr>
</table>

Wie man alternative Gedanken formuliert

Sobald Sie die kognitiven Verzerrungen hinter Ihren Gedanken erkannt haben, ist der Moment gekommen, alternative Gedanken zu formulieren, um Ihre Wahrnehmung zu verändern.
Um solche Alternativen zu finden, sollten Sie zuerst Ihre Gedanken oder Überzeugungen hinterfragen, indem Sie ihnen eine logische Argumentation gegenüberstellen, zum Beispiel:[10]

- Welche Beweise habe ich, um das zu behaupten?
- Inwiefern bin ich gezwungen, das zu denken oder zu tun?
- Könnte es andere Erklärungen geben?
- Neige ich gerade zu Übertreibungen?
- Sind meine Quellen zuverlässig?
- Bin ich gerade dabei, Wahrscheinlichkeiten durch Gewissheiten zu ersetzen?

Um alternative Gedanken zu erzeugen, ist es wichtig, nach Fakten zu suchen. Es geht nicht darum, einen positiven Gedanken zu erfinden, an den Sie nicht glauben. Das hätte keinerlei Wirkung.
Wenn Sie beispielsweise vor einer Prüfung gestresst sind und Ihr Partner behauptet, alles werde glattgehen, wird Sie das vermutlich nicht wirklich überzeugen. Sagt er Ihnen aber, alles werde glattgehen, weil Sie sich gut vorbereitet haben und in der Vergangenheit nach einer ebenso guten Vorbereitung schon einmal eine exzellente Note bekommen haben, dann ist es sehr wahrscheinlich, dass Ihre Angst abnimmt.
Es ist besser, auf die anderen (rationaleren) Gedanken zu achten, die Ihnen durch den Kopf gehen und Ihnen nicht sofort kommen,

an die Sie aber auch glauben. Fragen Sie sich beispielsweise, was Sie Ihrem besten Freund sagen würden, wenn er mit dieser Art Gedanken zu Ihnen käme.

Wie man mit starken negativen Gefühlen umgeht

Es gibt verschiedene Techniken, die im Umgang mit negativen Emotionen eine gute Wirkung zeigen. Hier einige davon.

✶ Übung: Progressive Muskelentspannung nach Jacobson ✶

Diese Entspannungsübungen, die in der westlichen Welt sicher am verbreitetsten sind, sind leicht anzuwenden und sehr wirksam. Hier eine kurze Zusammenfassung dieser Technik.

- Machen Sie es sich bequem, die folgenden Minuten gehören ganz Ihnen!
- Atmen Sie fünfmal tief ein und aus, wobei Sie beim Ausatmen jedes Mal alle Luft aus dem Bauch entweichen lassen und sich dabei vorstellen, wie alles, was Sie gerade stresst, mit dem Ausatmen davonfliegt.

✶ Für jede der im Folgenden aufgelisteten Muskelgruppen gilt: **10 Sekunden Anspannung und dann 20 Sekunden Entspannung.** Richten Sie dabei Ihre Gedanken auf das Gefühl der Entspannung und die Schwere Ihrer Muskeln. Atmen Sie die ganze Zeit über beim Anspannen und Entspannen gleichmäßig.

1. Gesicht
2. Hände (Fäuste)
3. Bizeps
4. Nacken
5. Schultern
6. Bauch
7. Rücken
8. Gesäß
9. Oberschenkel
10. Füße

✶ Beenden Sie die Übung, indem Sie zweimal tief durchatmen und sich auf die allgemeine Beruhigung konzentrieren, die sich in Ihrem Körper ausbreitet wie Hitze, die in jedes Körperglied ausstrahlt.

✶ Übung: Achtsamkeitstraining ✶

Vielen von Ihnen mag Meditieren nicht zusagen. Doch in den letzten Jahren ist eine Technik in der westlichen Welt immer populärer geworden: die Achtsamkeitsmeditation. So mancher hat diese Technik bereits schätzen gelernt und wendet sie an, um mit seinen Gefühlen umzugehen und mehr im Hier und Jetzt zu sein. Hier erhalten Sie eine Einführung in die Achtsamkeitsmeditation:

* Setzen Sie sich aufrecht und mit geschlossenen Augen hin.
* Atmen Sie tief ein und aus, und achten Sie auf Ihre Atemzüge.
* Spüren Sie alle Teile Ihres Körpers, die zur Atmung beitragen.
* Lassen Sie alle Gedanken zu, die Ihnen durch den Kopf gehen, ohne sie zu beurteilen, sondern mit Abstand.
* Beginnen Sie mit zwei Minuten pro Tag, und steigern Sie die Dauer der Sitzung, bis Sie bei zehn bis fünfzehn Minuten sind.

Es gibt verschiedene Apps wie BamBu, Headspace oder Insight Timer. Sie alle bieten kurze Meditationen unter Anleitung. Das kann ein guter Ansatz sein, wenn Ihr Geist von Sorgen erfüllt ist.

Ein paar Tipps, um die Achtsamkeit in Ihren Alltag zu integrieren:*

- Legen Sie morgens beim Aufwachen die Hand auf den Bauch, und atmen Sie fünfmal tief ein und aus.
- Achten Sie jedes Mal auf Ihre Körperhaltung, wenn Sie sich setzen oder aufstehen. Achten Sie auf verspannte Stellen und versuchen Sie, diese zu dehnen.
- Wenn Sie sich unterhalten, versuchen Sie, vorurteilsfrei zuzuhören und nicht daran zu denken, was Sie antworten werden.
- Denken Sie beim Zubettgehen an den Tag, der zu Ende geht, und suchen Sie sich eine Sache heraus, für die Sie dankbar sind.

* Williams, M., Teasdale, J., Segal, Z. und J. Kabat-Zinn. Der achtsame Weg durch die Depression, Freiburg, Arbor, 2009

✶ Übung: Abgeklärt sein ✶

In dem Buch *Dialectical Behavior Therapy for Binge Eating and Bulimia*[11] werden zahlreiche Techniken vorgestellt, die bei einem besseren Umgang mit Emotionen helfen. Eine der interessantesten heißt »Abgeklärt sein« und zielt auf einen friedvollen Geisteszustand ab.

Unser Geisteszustand beeinflusst unsere Gedanken, unsere Gefühle und das Verhalten, das daraus hervorgeht. Den Autoren zufolge kann man zwischen drei grundsätzlichen geistigen Haltungen unterscheiden: vernünftig, erregbar und abgeklärt.

Ein vernünftiger Geisteszustand bedeutet, wir fällen Entscheidungen im Hinblick auf das, was rational und logisch ist. Ein erregbarer Geisteszustand bedeutet hingegen, dass unsere Entscheidungen von unseren Emotionen kontrolliert werden. Der abgeklärte Geisteszustand jedoch kombiniert Gefühle und Logik und führt so zu einem Gefühl inneren Friedens und zu Wohlbefinden.

Beim Kauf eines Hauses kann man beispielsweise nur auf vernünftige Argumente achten (das günstigste Haus, das dem Arbeitsplatz am nächsten gelegene etc.). Oder man achtet nur auf seine Gefühle (das schönste Haus, das größte, das luxuriöseste). Oder aber man beschließt, sich abgeklärt zu verhalten (ein Haus, in dem man sich wohlfühlt, bei dem man sich vorstellen kann, dass man darin glücklich ist, und in dem man sich alle Aufgaben des täglichen Lebens ohne Last erledigen sieht).

Dieser abgeklärte Geisteszustand kann in zahlreichen Situationen angewendet werden, die mit zwanghaftem Essverhalten zu tun haben. Stellen Sie sich einmal vor, Sie haben den ganzen Tag über normal gegessen, sind aber nach Büroschluss sehr erschöpft. Ein erregbarer Geist würde Sie veranlassen, einer Heißhungerattacke nachzugeben, um sich abends zu trösten. Der vernünftige Geist rät, ins Bett zu gehen und auf sich achtzugeben. Der abgeklärte Geist jedoch präsentiert eine intuitive Lösung: Genießen Sie eine kleine Nascherei, nehmen Sie dann ein gutes Buch zur Hand, und gehen Sie ins Bett, sobald die Müdigkeit Sie übermannt.

Im abgeklärten Zustand sind wir die beste Version unserer selbst, denn in dieser Haltung können wir auf uns achtgeben. Verspürt man angesichts einer starken Gefühlswallung Lust, einer Heißhungerattacke nachzugeben, wäre es abgeklärt, sich diese einzugestehen und sie zu verstehen, ohne ihr notwendigerweise nachzugeben. Da ist es nützlich, seine Erfahrungen zu beobachten und die Fakten zu beschreiben, ganz ohne Urteile und ohne Vergleiche.

Sich für den abgeklärten Geisteszustand und nicht den erregbaren Geisteszustand zu entscheiden bedeutet manchmal, eine Entscheidung zu treffen, die nicht zu einhundert Prozent gerecht, glücklich oder befriedigend ist, die aber beruhigend für den Betroffenen ist und weniger negative Konsequenzen nach sich zieht. Manche Autoren[12] vergleichen den abgeklärten Geisteszustand mit einem Gefühl, das nahe an der Intuition ist und sich körperlich am ehesten in der Nieren- und Bauchgegend verorten lässt. Das ist nach dem Gehirn auch die am besten durchblutete Region im menschlichen Körper.

Um sich mit diesem Vorgehen vertraut zu machen, antworten Sie auf folgende Fragen:

In welchem geistigen Zustand befanden Sie sich bei Ihrer letzten Heißhungerattacke? Waren Sie vernünftig, erregbar oder abgeklärt?

Wenn Sie sich nicht im abgeklärten Zustand befanden, wie können Sie diesen erreichen, sobald die nächste Krise sich anbahnt? Wie kann man sich der Folgen einer Krise besser bewusst werden, ohne sich zu verurteilen?

Um diese Technik umzusetzen, wird in der Literatur empfohlen,[13] sich zu beobachten und zu beschreiben. In welchem Zusammenhang gibt man seinem Heißhunger nach? Gehen Sie dabei mit Abstand und ohne zu urteilen vor (vgl. das Tagebuch, Seite 50 f.). Dadurch hat das Gehirn die Möglichkeit, die Verbindung zwischen dem Empfinden des Verlangens nach unkontrolliertem Essen und der Umsetzung dieses Verlangens aufzulösen. Stellen Sie sich diesen Drang wie eine Welle vor, die sich auftürmt und wieder abschwillt. Mit der Zeit wird es Ihnen immer häufiger gelingen, auf dieser Welle zu reiten, statt von ihr überrollt zu werden.

Wichtig ist, sich daran zu erinnern, dass jede Welle irgendwann wieder abebbt. Manchmal mag der Drang zu essen übermächtig erscheinen. Aber je öfter wir trainieren, ihn aufsteigen zu sehen, desto schneller geht dieser Drang auch vorüber. Dieses Wellenreiten lernen braucht Zeit, und Hinfallen gehört zum Lernen dazu. Wichtig ist, dass man wieder aufsteht und das Ganze mit Abstand betrachtet, um seine Fortschritte zu erkennen.

* Übung: Probleme lösen *

Häufig wird der Drang, einer Versuchung nachzugeben, stärker, wenn man sich von einer Situation oder einem Problem überfordert fühlt. Dann ist es wichtig zu analysieren, welche Folgen eine Heißhungerattacke für das eigentliche Problem hat. So erkennt man, dass die negativen Folgen einer Heißhungerattacke gravierend sind. Hat die Emotion erst einmal an Intensität verloren, und sind die kognitiven Verzerrungen klar, kann man erwägen, die Technik der Problemlösung anzuwenden, um sich mehr Durchblick zu verschaffen.
Hier die einzelnen Schritte:

1. Das zu lösende Problem benennen.
2. Alle denkbaren Lösungen auflisten.
3. Positive und negative Konsequenzen jeder einzelnen benennen.
4. Die Lösung auswählen, die die meisten positiven und die wenigsten negativen Konsequenzen hat.
5. Anwenden und das Ergebnis prüfen.

Hier ein Beispiel, damit Sie sich mit der Technik vertraut machen können.

Das Problem erkennen	An der Uni hat ein Mitglied meiner Gruppe seinen Teil der Arbeit nicht zu Ende gebracht. Sie muss aber in zwei Tagen fertig sein. Am liebsten würde ich mich jetzt vollstopfen mit Essen!
Das zu lösende Problem benennen	Ich kriege vielleicht eine schlechtere Note, weil der Teamkollege seine Arbeit nicht gemacht hat. Das ängstigt mich und macht mich wütend.
Denkbare Lösungen auflisten	1. Mit dem Professor reden 2. Den Anteil des Kollegen übernehmen 3. Den Kollegen treffen 4. Sich mit Essen vollstopfen
Positive und negative Folgen jeder Lösung benennen	1. Möglich, dass er mir nicht hilft, es ist aber nicht riskant, ihn zu fragen, da er ein sympathischer Mensch ist. 2. Dafür bräuchte ich Tage, was meine andere Prüfung gefährden würde. Das macht mich wütend. 3. Er wird heute Abend da sein, ich könnte mit ihm reden. Das könnte aber schlecht ausgehen. 4. Ich würde meine Ängste und meine Wut vorübergehend verdrängen. Das Problem wäre aber immer noch da. Obendrein hätte ich dann auch noch ein schlechtes Gewissen.
Die Lösung wählen, die am meisten positive und am wenigsten negative Konsequenzen hat	Plan A: 3 (den Kollegen treffen) Plan B: 1 (mit dem Professor reden)
Anwenden und Ergebnis überprüfen	Ich muss zuerst mit ihm darüber reden und sehen, ob er seinen Teil rechtzeitig fertigstellen kann. Wenn nicht, rede ich mit dem Professor. Es ist gut gelaufen, ich bin stolz darauf, mich behauptet zu haben. Er hat sich entschuldigt und wird die Arbeit heute Abend zu Ende bringen, alles war ein Missverständnis. Ich habe gar keine Lust mehr auf Essen. Ich werde mich auch in Zukunft behaupten.

Jetzt sind Sie an der Reihe:

Das Problem erkennen	
Das zu lösende Problem benennen	
Denkbare Lösungen auflisten	
Positive und negative Folgen jeder Lösung benennen	
Die Lösung wählen, die am meisten positive und am wenigsten negative Konsequenzen hat	
Anwenden und Ergebnis überprüfen	

Lernen, sich zu behaupten

Unseren Patienten, die unter Heißhungerattacken oder einer Binge-Eating-Störung leiden, fällt es laut eigenen Angaben mit am schwersten, Kritik zu äußern, Kritik einzustecken und Nein zu sagen.

Waren Sie bereits einmal enttäuscht von einer Situation, in der Sie es gern gehabt hätten, dass eine nahestehende Person sich um Sie kümmert? Doch Sie haben es nicht über sich gebracht, ausdrücklich darum zu bitten? Waren Sie schon einmal wütend darüber, wie jemand Sie behandelt, ohne fähig zu sein, ihn in seine Grenzen zu weisen? Sich zu behaupten ist wichtig, damit man seiner Verantwortung nachkommen kann, seine Ziele zu erreichen und sich selbst und anderen dabei zu helfen, sich kennenzulernen. Außerdem verhilft es zu mehr Selbstachtung, wenn man es schafft, respektvoll seine Bedürfnisse zu formulieren und seine Grenzen aufzuzeigen.

Damit das gelingt, ist es wichtig, einen Moment zu wählen, in dem der Gesprächspartner verfügbar und in der Lage ist, uns zuzuhören. Außerdem gehört dazu sicherzustellen, dass man die Empfindungen seines Gegenübers versteht und Werturteile außen vor lässt. Um das zu erreichen, nimmt man sich lieber Zeit zuzuhören, statt passiv abzuwarten, dass man selbst das Wort ergreifen kann.

Grundsätzliche Fragen, die man sich stellen sollte, um sicherzugehen, dass die Kommunikation klappt

1. Macht meine Aussage eindeutig klar, was ich empfinde?
2. Hat die Person, mit der ich spreche, meine Aussage verstanden (überprüfen)?
3. Bin ich offen dafür, die Unterschiede in der Wahrnehmung zu diskutieren und anzupassen?

Wenn man eine geringe Selbstachtung hat, mag es schwerfallen, konstruktiv mit Kritik umzugehen. In dem ausgezeichneten Buch *S'affirmer et communiquer* (zu Deutsch etwa *Selbstbehauptung und Kommunikation*) beschreiben die Autoren Boisvert und Beaudry verschiedene Techniken, mit denen das gelingt. Im Folgenden eine Adaption derselben.

Wie man mit Kritik umgeht

- Mit offenem Gesichtsausdruck zuhören, ohne den anderen zu unterbrechen
- Die Kritik wiederholen, um sicherzustellen, dass man sie verstanden hat
- Die eigenen ursprünglichen Absichten erklären UND Verantwortung übernehmen für die Elemente der Kritik, die zutreffen

- Die eigenen Absichten benennen, um in Zukunft besser klarzukommen
- Den Ball nicht zurückspielen! Einen anderen Zeitpunkt abwarten, um selbst Kritik am Gegenüber zu äußern

Empfindet man etwas negativ, ist es manchmal nötig, Kritik zu üben, damit die eigenen Grenzen respektiert werden. Hier die wichtigsten Formulierungen, die man in solchen Situationen verwenden sollte.

Wie man Kritik äußert

1. Wenn du …,
2. dann fühle ich mich …
3. Nächstes Mal wäre es mir lieber, dass …

Beispiel 1:

1. Wenn du mir wiederholt ins Wort fällst, …
2. dann fühle ich mich nicht beachtet, sondern verletzt.
3. Nächstes Mal wäre es mir lieber, dass du mich ausreden lässt, bevor du deine Meinung äußerst.

Beispiel 2:

1. Wenn du unseren Urlaub buchst, ohne zu wissen, ob die Daten für mich passen, …
2. dann fühle ich mich nicht ernst genommen in unserer Beziehung, und das macht mich wütend.

3. Nächstes Mal wäre es mir lieber, dass du mit der Reservierung wartest, bis ich meinen Urlaub eingereicht habe.

Beispiel 3:

1. Wenn du dich nicht am Haushalt beteiligst, ...
2. dann fühle ich mich allein gelassen und bin entmutigt.
3. Nächstes Mal wäre es mir lieber, dass du dir Sonntagvormittag Zeit nimmst, damit wir die Arbeit gemeinsam erledigen können.

Lernen Sie, Nein zu sagen

Für den Großteil unserer Patienten scheint es sehr schwer zu sein, etwas abzulehnen, sei es bei der Arbeit oder im Privatleben. Warum ist es so wichtig, in der Lage zu sein, eine Bitte abzuschlagen?

Dann mache ich mich vielleicht unbeliebt, werden Sie sagen. Sehen wir uns aber den Prozess an, der dem unfreiwilligen Akzeptieren folgt, erkennt man, dass es kaum riskant ist, etwas abzulehnen. Denken Sie einmal darüber nach: Macht es Sie nicht wütend, wenn Sie etwas widerwillig akzeptieren? Wie fühlen Sie sich dann der Person gegenüber, die gefragt hat? Schaffen Sie es, diese Aufgabe gut zu meistern? Wäre es nicht besser, die eigenen Bedürfnisse zu respektieren?

Wie man etwas schrittweise ablehnt

1. Ich verstehe ja, dass du das gern hättest, aber das passt mir gerade nicht.
2. Es gefällt mir nicht, dass du darauf bestehst, ich merke, dass du meine Entscheidung nicht respektierst.
3. Es wäre mir lieber, du hörst auf, darauf zu beharren.[14]

Die eigenen Gedanken und Reaktionen zu ändern, ist eine Aufgabe, für die man einen langen Atem braucht und die man nicht von heute auf morgen erledigt. Sich die Emotionen und die Gedanken bewusst zu machen, die Heißhungerattacken auslösen oder verstärken können, ist bereits ein großer Schritt nach vorn. Vielleicht wollen Sie diesen Ansatz ja weiterverfolgen, indem Sie sich einer Selbsthilfegruppe anschließen oder die Hilfe eines Psychologen in Anspruch nehmen. Eine Liste mit Adressen finden Sie in Anhang 3, Seite 215, am Ende des Buches. Dort ist auch der Psychotherapie-Informationsdienst (PID) aufgelistet, um eine geeignete Anlaufstelle zu finden.

Kurze Zusammenfassung

Essen ist keine wirksame und dauerhafte Lösung, um negative Gefühle zu bewältigen.

Gefühle haben eine Funktion. Lernen Sie, Emotionen klar zu erkennen, um sie für Ihre Selbstbehauptung zu nutzen.

Sie können sich Vorgehensweisen und Techniken überlegen, um die Heftigkeit Ihrer Gefühle zu verringern, damit Sie im Anschluss das wahre Problem angehen können.

Gedanken basieren manchmal auf falschen Überzeugungen, was die Wahrnehmung von Situationen und der eigenen Person verfälscht. Es ist möglich, diese Automatismen zu hinterfragen und durch alternative Gedanken zu ersetzen, die rationeller und konstruktiver sind.

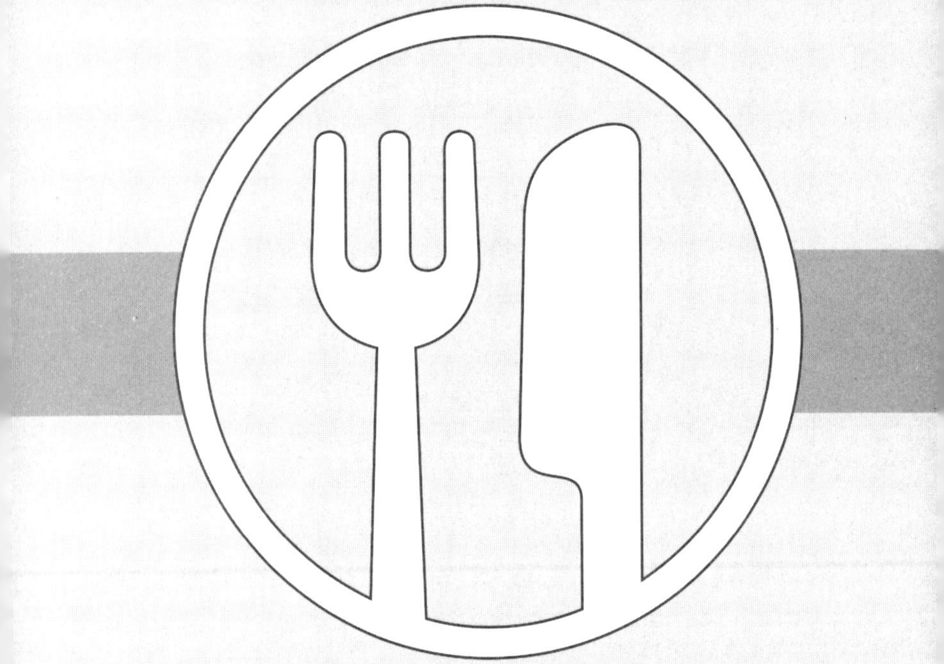

5

Wann habe ich Hunger?
Wann bin ich satt?

Wir leben in einer Gesellschaft des Überflusses. Deshalb ist es nicht leicht, darauf zu achten, wann man hungrig ist und wann satt. Dabei ist das die Grundlage für eine langfristige Gewichtskontrolle. Intuitiv auf seine Ernährung zu achten, ermöglicht es einem, von allem zu essen, solange man auf den echten Hunger achtet. Aber dafür muss man in der Lage sein zu erkennen, was echter Hunger eigentlich ist.

Appetit, Hunger und Sättigung ... Was ist was?

Der Appetit erlaubt uns, die Energie zu regulieren, die wir für unseren Stoffwechsel benötigen. Er schwankt folglich von Mensch zu Mensch und ist abhängig von den Bedingungen, denen der Einzelne ausgesetzt ist. Die Prozesse, die den Appetit steuern, ergeben sich in ihrer Gesamtheit ganz selbstverständlich, doch die in den industrialisierten Ländern vorherrschende Lebensweise scheint diese Mechanismen zu beeinträchtigen, auch wenn sie tief verwurzelt sind.

Die Appetitkontrolle variiert je nach Geschlecht!

Interessant zu wissen: Männer und Frauen verfügen nicht über die gleichen Mechanismen im Gehirn, wenn es um die Appetitkontrolle geht. Eine Studie[15] hat dieses Phänomen untersucht. Nach einem Tag Fasten konfrontierte man Männer und Frauen mit ihren Lieblingsspeisen. Sie wurden gebeten, diese abzulehnen. Durch eine Analyse der Gehirnaktivitäten bei den Teilnehmern konnten die Forscher feststellen, dass bei den Frauen die Areale, die für Motivation zuständig sind, weiter aktiviert waren, auch wenn es ihnen gelang, dem Essen zu widerstehen. Bei den Männern war das nicht der Fall. Demzufolge fällt es Frauen schwerer als Männern, leckerem Essen zu widerstehen!

Hunger äußert sich über körperliche Anzeichen wie Magenknurren, einen Rückgang der Energie oder nachlassende Konzentration. Diese körperlichen Empfindungen deuten darauf hin, dass es an der Zeit ist, dem Körper wieder Energie zuzuführen. Da wir einem fortwährenden und großzügigen Angebot an Speisen ausgesetzt sind (Supermärkte, Imbisse, Restaurants, Automaten etc.), geht man oft einem »falschen« Hunger oder einem psychisch motivierten Hunger auf den Leim – ein emotionales Verlangen nach etwas zu essen, das vom Anblick einer Speise oder ihren Düften ausgelöst wird, ohne dass man wirklich Hunger hat!

Echten Hunger erkennen

Körperliche Anzeichen für echten Hunger

- Der Magen knurrt.
- Man hat das Gefühl, ein Loch im Magen zu haben.
- Man fühlt sich schwach, hat keine Energie mehr.

Einige Beispiele für »falschen« Hunger

- Man sitzt im Café, und der Duft von Brioche mit Zimt lässt einem das Wasser im Mund zusammenlaufen.
- Man langweilt sich und isst, um sich abzulenken.

...

...

- Man steht an der Supermarktkasse, und ein Schokoladenriegel in neuer Geschmacksrichtung wirkt verlockend.
- Der Chef bringt jeden Morgen süße Teilchen mit, und man kann nicht widerstehen, obwohl man zu Hause gefrühstückt hat.

Das Sättigungsgefühl zeigt uns, dass der Appetit gestillt ist und man ausreichend gegessen hat. Achtet man auf dieses Gefühl, wird man schnell feststellen, dass die Speisen gleich weniger lecker aussehen und weniger gut schmecken und dass der Hunger gestillt ist. Das ist nicht immer einfach! Hastiges Essen, essen nebenbei oder vor dem Fernseher verringert die Fähigkeit, diese Signale zu erkennen, mögen sie noch so deutlich sein.

Zehn Tipps für eine intuitive Ernährung

1. **Geben Sie sich keine Schuld.**

Beim intuitiven Essen ist kein Nahrungsmittel verboten. Da kann man ruhig ein Gebäckstück essen, ganz ohne schlechtes Gewissen. Schuldgefühle schaden der Selbstachtung und können zu Heißhungerattacken führen. Man isst, genießt und steht dazu!

2. **Essen Sie nur, wenn Sie wirklich Hunger haben.**

Eine intuitive Ernährung setzt voraus, dass vor dem Essen auch echter Hunger herrschen muss, auch wenn man von allem essen darf. Habe ich wirklich Hunger oder einfach Lust, etwas zu essen? Hier fällt die Antwort nicht immer leicht.

3. **Warten Sie nicht mit dem Essen, bis der Hunger zu groß wird.**
Wartet man ab, bis der Hunger zu stark ist, kommt es häufiger zu Kontrollverlusten, und die Verzehrmengen werden zu groß. Da ist es besser, Zwischenmahlzeiten zu sich zu nehmen. So vermeidet man, dass man zu den Mahlzeiten zu viel Hunger hat. Siehe hierzu die 3-3-3-Regel auf Seite 43 ff.

4. **Essen Sie, um satt zu werden, aber nicht mehr.**
Damit man rechtzeitig aufhört, muss man langsam essen, die Gabel zwischen zwei Bissen ablegen und sich Zeit nehmen, das Essen zu genießen. So erkennt man leichter, wann man genug gegessen hat. Dafür muss man nicht alles aufessen. Das Essen schmeckt nicht mehr so gut? Sie fühlen sich zufrieden? Das sind Anzeichen für die Sättigung.

5. **Genießen Sie das Essen!**
Für viele Menschen ist das Essen ein Automatismus. Der Genuss ist in Vergessenheit geraten. Aber Essen gehört zu den schönen Dingen des Lebens. Man sollte die Mahlzeiten als besondere Momente der Gemeinsamkeit auffassen, in denen man sich austauscht und kulinarische Entdeckungen macht.

6. **Bewegen Sie sich regelmäßig.**
Studien belegen, dass regelmäßige körperliche Bewegung dazu führt, seine Hunger- und Sättigungsgefühle besser zu erkennen. Ein Grund mehr, um sich zu bewegen!

7. **Schlafen Sie sieben bis neun Stunden pro Tag.**
Schlafmangel (sechs Stunden oder weniger pro Nacht) wird mit vermehrtem Essensdrang in Verbindung gebracht (vor allem mit der Lust auf Süßes). Außerdem beeinträchtigt er das Sättigungsgefühl. Mehr als neun Stunden Schlaf pro Nacht können zu depressiven Symptomen führen und damit eine Ernährung begünstigen, die auf emotionalen Faktoren basiert. Es wäre folglich zu empfehlen, sieben bis neun Stunden zu schlafen, um seine Essgelüste besser unter Kontrolle zu haben.

8. **Vertrauen Sie sich selbst.**
Menschen, die bereits mehrere Diäten gemacht haben, wird es schwerfallen, die Selbstkontrolle beim Essen aufzugeben. Sie müssen lernen, sich zu vertrauen. Dann werden auch das Hunger- und das Sättigungsgefühl immer deutlicher.

9. **Schauen Sie sich auf die Mitmenschen.**
Niemand hat die gleichen Bedürfnisse und den gleichen Appetit. Menschen, die ein ungesundes Verhältnis zur Ernährung haben, neigen dazu, andere zu kopieren, die mit ihnen am Tisch sitzen: »Meine Freundin hat ihren Teller nicht leer gegessen? Ich mache es genauso, sonst denkt sie noch, ich sei verfressen.« Hören Sie beim Essen auf Ihren Appetit, und wenn er Ihnen sagt, Sie sollen Ihren Teller leer essen, dann machen Sie es!

10. **Behaupten Sie sich gegenüber anderen.**
Ihre Schwiegermutter hat Ihnen Ihre Lieblingslasagne mit Meeresfrüchten zubereitet, und nun sind Sie nach einem halben Teller satt. Um sie nicht zu enttäuschen, essen Sie ganz auf und akzep-

tieren sogar das Angebot, noch eine kleine Portion nachzunehmen? Lernen Sie, sich zu behaupten. Zum Beispiel: »Danke, die Lasagne ist wirklich köstlich, aber ich habe keinen Hunger mehr. Ich nehme den Rest gern zum Mittagessen morgen mit ins Büro.« Und wenn ein Arbeitskollege Ihnen die Hälfte seines Kuchens mit Kokosnüssen anbietet, Sie diese Geschmacksrichtung aber verabscheuen, dann sagen Sie auch das ganz offen.

* Übung: Bewusst essen *

Die intuitive Ernährung beruht auf dem empfehlenswerten Ansatz der Achtsamkeitsmeditation. Hier geht es darum, in den Moment einzutauchen und auf alle Empfindungen zu achten, die sich beim Essen einstellen.
Hier eine kleine Übung, die Ihnen dabei hilft zu verstehen, was mit intuitiver Ernährung gemeint ist.

Nehmen Sie sich von einer Ihrer Lieblingsspeisen. Das kann Schokolade sein, Eiscreme, ein Croissant, ganz egal was. Ein Nahrungsmittel, das Sie mögen, dessen Verzehr aber mit gewissen Ängsten behaftet ist.

1. Lassen Sie sich an einem Ort nieder, der Ihnen behagt und der friedlich ist.
2. Holen Sie sich eine normale Portion von Ihrer Lieblingsspeise.
3. Nehmen Sie sich Zeit, um ihre Farbe und ihr Aussehen zu betrachten.
4. Führen Sie einen Bissen in den Mund, und beschreiben Sie die Textur dieser Nahrung. Schmelzend, knackig, knusprig?

5. Welche Aromen werden freigesetzt? Schmeckt der Bissen nussig, buttrig, nach Vanille? Hält der Geschmack im Mund an?

Die Verkostung nach der intuitiven Methode erinnert an die Technik, die bei Weinproben angewandt wird (oder auch bei Olivenöl). Man beschreibt die Farbe, die olfaktorischen Noten, die Aromen und den Abgang. Das Gleiche kann man mit Lebensmitteln machen! Das ist eine umfangreiche Sinneserfahrung, die mit Genuss einhergeht. Speisen, die Angst hervorrufen, werden in einem anderen Licht wahrgenommen und nicht mehr hastig verzehrt, im Stehen oder sogar heimlich. Der Status des Verbotenen wird umgewandelt, was nur zu einer Verbesserung des Ernährungsverhaltens führen kann.

Zurückfinden zum Gefühl von Hunger und Sättigung

Der Erfolg der intuitiven Methode fußt darauf, sein Hunger- und Sättigungsgefühl zu beachten. In einer Gesellschaft, in der man lernt, seinen Teller unabhängig vom Hunger zu leeren, immer mehr Süßigkeiten zu naschen und einfach deshalb zu essen, weil die Uhr es sagt, fällt es besonders schwer zu bestimmen, wann man eigentlich hungrig oder satt ist. Unsere Eltern verlangten sogar von uns, dass wir unseren Teller leerten, wenn wir uns

eine Portion vom Nachtisch verdienen wollten! Wie gut, dass sich die Zeiten geändert haben. Heutzutage lernen Eltern, die Bedürfnisse ihrer Kinder zu respektieren, die selbst genau erkennen können, wann sie genug gegessen haben!
Nichts hilft dabei besser als ein Tagebuch. Mit seiner Hilfe kann man einschätzen, ob man diese Empfindungen respektiert. Beginnen Sie gleich morgen damit. Notieren Sie nicht nur, was Sie essen, sondern auch, wie viel Hunger Sie davor hatten und wie satt Sie nach dem Essen oder dem Imbiss waren. Eine Übung, die sich auszahlt!

Sylvies Ernährungstagebuch

Uhrzeit	Grad des Hungers (0–5)	Was wird gegessen	Grad der Sättigung (0–5)	Notizen
7.00	4	1 kleiner O-Saft 1 Scheibe Toast + Butter 1 Kaffee + Zucker + Milch	2	Ich habe noch Hunger, bin aber in Eile, ich muss ins Büro.
10.00	5	1 großer Muffin 2 Portionen Butter 1 Milchkaffee	5	Ich habe den Eindruck, zu viel und zu schnell gegessen zu haben.
12.30	1	1 Schinken-Sandwich 1 Gemüsesaft 3 Cookies mit Schokolade	5	Mir ist klar, dass die Cookies nicht nötig waren; ich esse sie jeden Mittag aus Gewohnheit, weil ich zum Abschluss etwas Süßes mag; aber heute Mittag bin ich wirklich zu satt.

Uhrzeit	Grad des Hungers (0–5)	Was wird gegessen	Grad der Sättigung (0–5)	Notizen
18.00	3	1 große Portion Nudeln mit Tomaten-Sahne-Soße 1 Butterbrot gedünsteter Brokkoli 1 Glas Wein 2 Diätjoghurts	5	Ich mag keinen Brokkoli, zwinge mich aber dazu, weil er gesund ist; ich hätte gern Eiscreme zum Nachtisch gegessen, habe mich aber für fettarmen Joghurt entschieden und dann aus Frust zwei gegessen!
20.30	0	1 Tüte Chips (zu zweit)	5	Wir essen immer etwas vor dem Fernseher; im Grunde weiß ich, dass ich keinen Hunger hatte, sondern dass ich mich damit am Ende des Tages belohne; es tut einfach so gut, etwas Knuspriges zu essen.

Anhand der Tagebucheinträge erkennt man, dass Sylvie ihre Hungergefühle nicht respektiert. Da sie nach dem Frühstück noch Hunger hatte, hätte sie einen kleinen Imbiss mitnehmen sollen, den sie bei ihrer Ankunft im Büro verzehrt hätte (zum Beispiel Käsekräcker). Das hätte zweifelsohne den Muffin vor dem Mittagessen ersetzt. Mittags hätte sie auf die Cookies verzichten können, da Sylvie nicht wirklich Lust darauf hatte. Die Joghurts hätten wahrscheinlich mittags Platz gehabt, wohingegen es Sylvie abends besser getan hätte, als Nachtisch das zu essen, worauf sie Lust gehabt hätte (natürlich nur, falls sie noch Hunger gehabt hätte). Weil sie nicht auf ihre wahren Bedürfnisse eingegangen ist, hat sie eine doppelte Menge Diätjoghurt gegessen, was kaum besser ist. Was den Brokkoli angeht, so hätte er leicht durch etwas ersetzt werden können, das Sylvie lieber mag: Karottensalat? Gegrillte Paprika? Einen Salat mit Spinat und Mandeln?

Aus psychologischer Sicht ist es einfach, eine Verbindung zwischen dem Fernsehen und dem Essen herzustellen. Es fällt schwer, beim Essen intuitiv auf den Sättigungsgrad zu achten, wenn man vor dem Fernseher sitzt. Sicher haben Sie auch schon erlebt, dass Sie gegessen und gleichzeitig eine Sendung verfolgt haben, um dann festzustellen, dass Sie eine leere Schüssel in Händen halten. Dann fragt man sich überrascht, wo die Nahrung abgeblieben ist, die man sich doch gerade erst geholt hatte. Beschäftigen Sie Ihre Hände, um diese Verbindung zu kappen: Stricken? Zeichnen? Und sobald Sie Hunger haben, machen Sie eine Pause, setzen sich an den Tisch, genießen Ihr Essen und betrachten es dabei.

Kurze Zusammenfassung

Die intuitive Ernährung ist der Schlüssel zum genussvollen Essen.

Achtsames, bewusstes Essen ist eine umfassende Sinneserfahrung, mit deren Hilfe man die Beziehung zur Nahrung verbessert.

Wenn man sein Essverhalten verbessern will, ist es ein Muss, seine Hunger- und Sättigungsgefühle zu beachten.

Ein Ernährungstagebuch zu führen, in dem man sein Hunger- und sein Sättigungsgefühl festhält, ist ein wirksames Mittel der Bewusstwerdung.

6

Der Lebensstil als Sicherheitsnetz

Abgesehen von einer Umstellung des Essverhaltens und der Veränderung automatischer Gedanken können auch Veränderungen der Lebensgewohnheiten unsere Beziehung zum Essen verbessern. Zu diesen ergänzenden Maßnahmen gehört es, gut zu schlafen, sich regelmäßig körperlich zu betätigen und Stress abzubauen.

Schlaf ersetzt das Essen!

Auch wenn der Schlaf an sich eine eher passive Angelegenheit ist, ist er doch für eine ganze Reihe physiologischer Abläufe notwendig und trägt insbesondere zu einer gesunden Gewichtsregulierung bei. Schlaf hilft, die Ausschüttung der Proteohormone Leptin und Ghrelin zu regulieren. Diese Hormone beeinflussen das Hungergefühl. Schlafmangel bringt die Ausschüttung durcheinander, weil der Leptinspiegel absinkt. Das Hormon Leptin verringert den Appetit (weshalb es auch Sättigungshormon genannt wird). Gleichzeitig steigt der Ghrelinspiegel, und dieses Hormon regt den Appetit an. Schläft man weniger, neigt man dazu, schneller wieder Hunger zu verspüren, zu viel zu essen und zuzunehmen. Auch Vielschläfer (die neuneinhalb bis zehn Stunden und mehr schlafen) können von diesem hormonellen Ungleichgewicht betroffen sein. Als Richtlinie gelten sieben bis neun Stunden Schlaf pro Nacht.

Tipps für einen adäquaten Schlaf

- Zu eiweißreiche Mahlzeiten am Abend sollten vermieden werden. Vorzuziehen sind Fisch und pflanzliche Eiweiße anstelle von einem großen Stück rotem Fleisch.
- Abends immer Getreideprodukte/Sättigungsbeilagen essen (z. B. Kartoffeln), um den Serotoninspiegel zu optimieren.

- ✶ Abends keine üppigen und fettreichen Mahlzeiten zu sich nehmen. Sie belasten die Verdauung.
- ✶ Koffein und Alkohol können den Schlaf beeinträchtigen. Koffein regt das Nervensystem an und hemmt die Ausschüttung von Melatonin. Alkohol verringert die Tiefschlafphasen, die am erholsamsten sind.

RICHTIG oder FALSCH?

Es ist besser, Alkohol ganz zu meiden.

FALSCH

Alkohol zu trinken ist eine persönliche Entscheidung. In geringen Mengen kann er sehr wohl Teil einer ausgewogenen Ernährung sein. Doch er wirkt auch immer dämpfend und enthemmend. Der Genuss von Alkohol kann also das Risiko erhöhen, einer Heißhungerattacke nachzugeben. Auch die Gefahr negativer Verstimmungen nimmt zu. Bei bestimmten Gelegenheiten kann ein Ersatz wie Sprudel, Apfelschorle oder ein alkoholfreies Bier dabei helfen, dass man sich als Teil der Feier fühlt, ohne später den Preis dafür zahlen zu müssen.

- ✶ Regelmäßige körperliche Betätigung. Intensives Training am Abend sollte man vermeiden, wenn es den Schlaf stört.
- ✶ Auf einen regelmäßigen Schlafrhythmus achten. Bevorzugt um die gleiche Uhrzeit aufwachen, auch am Wochenende. Wenn

Sie sich einmal später schlafen legen, gehen Sie am nächsten Tag früher ins Bett, sobald Sie sich müde fühlen. Vermeiden Sie möglichst, tagsüber zu schlafen, und falls doch, beschränken Sie sich auf weniger als fünfundvierzig Minuten.

- Stellt sich der Schlaf nicht ein, vermeiden Sie Gedanken wie »Ich muss schlafen, sonst komme ich morgen nicht über den Tag!«, denn Ängste sind unvereinbar mit der Entspannung, die dem Einschlafen vorausgeht.
- Hören Sie auf Ihren Körper: Wenn Sie anfangen zu gähnen und Ihnen die Augen zufallen, ist es Zeit, ins Bett zu gehen. Es ist nicht nötig, eine bestimmte Zeit festzulegen. Wenn Ihr Körper müde wird, meldet er sich.
- Legen Sie sich ein Abendritual zu, das Ihr Gehirn erkennt. Wenn Sie merken, dass Sie in der Regel gegen 22 Uhr anfangen zu gähnen, ziehen Sie gegen 21 Uhr Ihren Schlafanzug an, putzen Sie sich die Zähne, dimmen Sie das Licht, und gehen Sie einer ruhigen Betätigung nach, zum Beispiel Lesen.
- Meiden Sie Bildschirme (Fernseher, Computer, Tablet, Lesegerät, Handy) mindestens eine Stunde vor dem Zubettgehen, und nutzen Sie sie nie nachts. Das bläuliche Licht dieser Geräte wird von Ihrem Gehirn für Tageslicht gehalten!
- Nutzen Sie Ihr Bett nur zum Schlafen und für die Liebe. Arbeiten Sie nicht im Bett, um keine Verbindung »Bett = Arbeit« herzustellen.
- Wenn Sie nachts an die Arbeit denken (zum Beispiel »Ich habe Angst, die Unterlagen zu vergessen, die ich morgen brauche«), legen Sie sich ein Notizheft und einen Stift auf den Nachttisch, schalten Sie ein sanftes Licht ein und notieren Sie schnell Ihre Gedanken. Lenken Sie Ihre Gedanken danach auf die emp-

fundene Erleichterung: »Erledigt, ich werde es nicht vergessen, jetzt kann ich mich wieder auf mein Bett konzentrieren, das so schön weich ist.«

* Wenn Sie aufwachen und nicht wieder einschlafen können, gehen Sie aus dem Zimmer und lesen einen Roman (auf Papier!). Achten Sie auf die Rückkehr der Anzeichen von Müdigkeit (Gähnen, schwere Lider). Sobald sie sich einstellen, gehen Sie wieder ins Bett.

Bewegung sorgt für mehr Wohlbefinden

Wir alle wissen, dass sportliche Betätigung der Gesundheit im Allgemeinen zuträglich ist. Weniger bekannt ist, dass sie die Ausschüttung von Endorphinen ermöglicht, Neurotransmittern, die einen positiven Einfluss auf den Umgang mit Stress und Ängsten haben, auf die Schlafqualität und die Stimmung. Bewegung an der frischen Luft ist dabei besonders wirksam. Studien haben die Wirkung sportlicher Betätigung bei Personen gemessen, die an einer Binge-Eating-Störung leiden. Durch Ausdauertraining und Yoga gingen sowohl die Zahl der Krisen als auch das Gewicht von Menschen zurück, die an Heißhungerattacken leiden. Durch Ausdauertraining verringerten sich auch die depressiven Symptome. Dafür muss man kein anstrengendes Sportprogramm absolvieren. Gehen reicht, und der Fitnessgrad spielt dabei keine Rolle. Warum setzen Sie sich nicht zum Ziel, jeden Tag eine Viertelstunde nach draußen zu gehen, um einfach ein bisschen frische Luft zu schnappen?

Bewegung hat viele Vorteile, sowohl für die körperliche als auch für die seelische Gesundheit. Dabei geht es nicht darum, durch Bewegung Kalorien zu verbrennen, sondern darum, sich wohlzufühlen.

Fünf Tipps für mehr Bewegung

1. **Finden Sie eine Sportart, die Ihnen gefällt.**
Sie hassen Fitnessstudios? Dann vergessen Sie sie. Für einen aktiven Lebensstil muss man den Sport finden, der einem gefällt. Tanzen, Schwimmen, eine Wandergruppe, Tennis?

2. **Sport mit Freunden oder der Familie?**
Man ist immer motivierter, wenn man sich mit einem Partner oder der Familie bewegt. Inliner fahren, rutschen, Ballspielen, jede dieser Beschäftigungen ist eine gute Gelegenheit, um an die frische Luft zu kommen.

3. **Engagieren Sie einen Personaltrainer.**
Das ist eine gute Idee, um sich zu motivieren, vor allem am Anfang und um einen persönlichen Trainingsplan zu erstellen, der die körperlichen Grenzen und etwaige Schmerzen berücksichtigt.

4. **Setzen Sie sich realistische Ziele.**
Man muss sich nicht gleich für einen Marathon anmelden, um von den Vorteilen sportlicher Betätigung zu profitieren. Warum nicht eine Liste mit realistischeren Zielen erstellen? Beginnen Sie beispielsweise mit 10 Minuten Gehen pro Tag, und fügen Sie

dann mehrere Abschnitte langsamen Joggens von je 30 Sekunden ein. Im Lauf der Wochen steigern Sie dann die Trainingsdauer.

5. **Halten Sie die Fortschritte schriftlich fest.**
Es ist ermutigend, die Steigerung der eigenen Fitness aufzuschreiben. Sie sind beim Treppensteigen nicht mehr außer Atem? Sie sind beweglicher? Sie schlafen besser?

Stress ... o weh!

Stress hat zahlreiche Ursachen: Leistungsdruck in der Arbeit, finanzielle Sorgen, Krankheiten oder familiäre Konflikte. Viele Menschen haben deshalb auch körperliche Symptome, die vom Stress kommen: Bauchschmerzen, Übelkeit, Sodbrennen.
Wussten Sie, dass Stress auch unseren Appetit beeinflussen kann? In stressigen Momenten greift das Hormon Kortisol, das bei Gefahr ausgeschüttet wird, auf die Energie aus dem Zucker zurück, um sie an ausgewählten Stellen im Körper einzusetzen. Sobald ein Ungleichgewicht entsteht, verspürt man Heißhunger auf Süßes und Fettiges, auf tröstliche Nahrungsmittel. Obwohl das Phänomen noch nicht zur Gänze erforscht ist, scheint es, als würde der Verzehr fetthaltiger Lebensmittel das Lustzentrum im Gehirn stimulieren. In Bezug auf Süßes haben wir in Kapitel 2 gesehen, dass es die Serotoninausschüttung anregt. Das ist der Neurotransmitter, der mit Wohlbefinden in Verbindung gebracht wird.

Strategien, um Heißhunger in Verbindung mit Stress einzudämmen

✶ **Setzen Sie Getreideerzeugnisse oder Vergleichbares auf den Speiseplan (Süßkartoffeln, Kartoffeln, Quinoa).**
Wenn man ausreichend Kohlenhydrate zu sich nimmt, wird der Serotoninspiegel erhöht.

✶ **Putzen Sie sich sorgfältig die Zähne.**
Nach der Zahnpflege ist es leichter, einer Versuchung zu widerstehen und gleich wieder zu essen.

✶ **Kauen Sie Kaugummi.**
Einen Kaugummi zu kauen ist bei all jenen beliebt, die mit dem Rauchen aufhören wollen. Etwas zu kauen lenkt auch häufig die Aufmerksamkeit von der Nahrung ab.

✶ **Trinken Sie eine Tasse Tee.**
Schwarz- oder Kräutertee zu trinken verhilft uns zu einer kleinen Pause, und die steht für Entspannung. Ein Heißgetränk entspannt auf ganz natürliche Weise. Manche Kräuterteesorten haben beruhigende Eigenschaften (Kamille, Eisenkraut).

✶ **Beschäftigen und entspannen Sie sich.**
Sich mit etwas anderem zu beschäftigen, wenn der Stress Lust auf Essen macht, ist immer eine gute Idee. Warum nicht davon profitieren und mal wieder einen Freund anrufen, einen Spaziergang oder eine Atemübung machen.

⋆ Übung: Visualisieren – ein Mittel gegen Stress ⋆

Hier haben wir eine wirksame Technik für Sie,[16] um Stress besser auszuhalten.

1. Suchen Sie sich einen sicheren und ruhigen Ort, der real ist oder in Ihrer Fantasie existiert. Dieser Ort muss nicht weit weg sein, für manche Menschen ist es ihr Schlafzimmer, für andere ihr Elternhaus. Wenn Ihnen diese Übung schwerfällt, können Sie auch eine beruhigende Farbe auswählen.
2. Atmen Sie tief durch die Nase ein und in den Bauch, halten Sie die Luft fünf Sekunden an, und atmen Sie dann durch den Mund wieder aus. Wiederholen Sie diesen Vorgang dreimal, und atmen Sie während der restlichen Visualisierung ganz ruhig.
3. Stellen Sie sich mit geschlossenen Augen vor, wie Sie an diesem sicheren Ort ankommen. Untersuchen Sie die Umgebung mithilfe Ihrer fünf Sinne: Ist es dort warm oder kalt? Scheint die Sonne auf Ihren Körper und wärmt ihn? Was hören Sie? Welche Farben kommen in Ihrer Umgebung vor? Auf welchem Untergrund stehen Ihre Füße? Welchen beruhigenden Gegenstand können Ihre Hände beim Eintreten berühren? Gibt es einen besänftigenden Geruch? Essen Sie von etwas Köstlichem? Entscheiden Sie, auf welches beruhigende Element Sie Ihre Aufmerksamkeit richten, und bleiben Sie einige Minuten an diesem Ort.
4. Spüren Sie, wie gut aufgehoben und entspannt Sie sich fühlen. Konzentrieren Sie sich ganz auf Ihre Atmung, und öffnen Sie die Augen, wann immer Sie möchten.

Kurze Zusammenfassung

Um einen entspannten Umgang mit der Nahrung zu haben, ist es von Vorteil, seine Lebensgewohnheiten anzupassen.

Ausreichend Schlaf, mehr Bewegung und ein besserer Umgang mit Stress begünstigen die Rückkehr zu mehr Ausgeglichenheit.

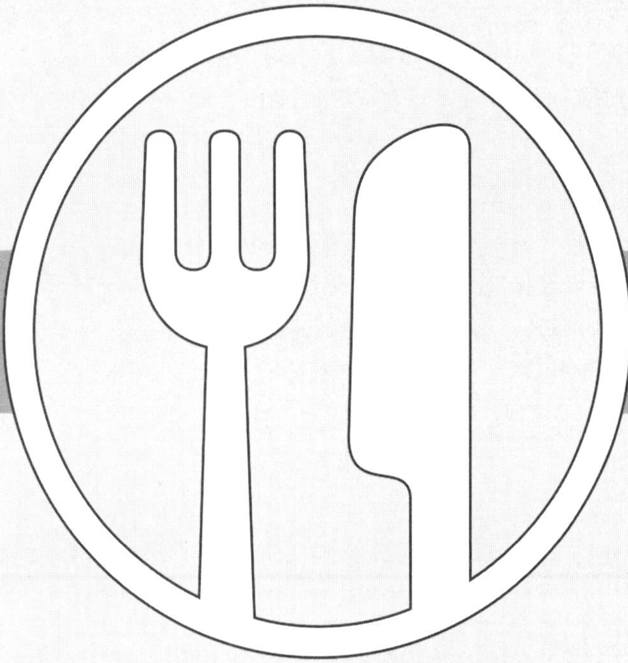

7

Lernen Sie Ihren Körper schätzen

Wie wir uns selbst und unseren Körper wahrnehmen, wird von Überzeugungen und Gefühlen beeinflusst. Selten sind wir dabei objektiv. So haben wir sicher bereits alle Menschen getroffen, die von sich sagen, sie seien »dick«, in Wirklichkeit aber haben sie Normalgewicht. Umgekehrt gibt es Menschen, die Übergewicht haben, sich aber in ihrer Haut wohlfühlen. Woher kommt das?

Das Körperbild ist etwas Subjektives

Zuerst einmal muss man zwischen dem Körperbild eines Menschen und seiner körperlichen Erscheinung unterscheiden. Es ist durchaus möglich, nach außen gesund und schön auszusehen, aber ein sehr negatives Körperbild zu haben. Auch das Gegenteil ist möglich. Das Körperbild setzt sich aus verschiedenen Faktoren zusammen, und in gewisser Weise ist es ein Spiegelbild der Gesellschaft, in der wir leben.

Als Isabelle mich bat, etwas über die Vielfalt des menschlichen Körpers zu schreiben, hatte ich spontan Lust, mich direkt an Sie zu wenden. Mal ehrlich: Haben Sie den Tag mit einem Blick in den Spiegel begonnen? Haben Sie sich gewogen? Wenn ja, verraten Sie mir: Was haben Sie in dem Moment empfunden?

Wir alle haben unsere eigene Beziehung zu unserem Aussehen. Möge es bei Ihnen eine gute und ausgeglichene sein. Kompliziert wird es meist, wenn man anfängt zu vergleichen. Wenn man sich mit den Bildern in Fernsehen, Kino, Zeitschriften, Internet, Geschäften oder mit Models vergleicht, mag man das Bild, das wir im Spiegel sehen, hässlich und unangemessen finden. Wir sind viel zu streng mit uns! Vergessen wir nicht, dass all diese Bilder bearbeitet sind, arrangiert, in Szene gesetzt, unrealistisch. Dieses Schönheitsideal existiert nicht. Es gibt nicht nur eine Gussform für den menschlichen Körper. Es gibt Milliarden.

Meine Erscheinung hat sich im Lauf der letzten Jahre verändert. So ist das Leben. Mein Leben. Aber ich fühle mich schön, weil ich voller Energie stecke und gesund bin. Das ist mein Kapital. Ich achte darauf, fit zu sein, genug zu schlafen, ich achte auf Ausgleich, und ich bekomme das ganz gut hin, glauben Sie mir! Meine Schönheit, die lege ich fest. Ich gehe lächelnd durchs Leben. Herausforderungen nehme ich mutig und voller Tatendrang an. Meine Augen strahlen vor Glück, denn ich kann mich entfalten. Und wenn ich mich im Spiegel oder im Fernsehen sehe, sage ich mir: »Du bist lebendig! Auf geht's!« Ich hoffe, auch Sie denken in diese Richtung.

Herzliche Grüße
Eve-Marie Lortie
Fernsehmoderatorin
Vizepräsidentin von CHIC, der Charta von Québec
für ein gesundes und vielseitiges Körperbild

Die Medien und die sozialen Erwartungen gegenüber Frauen

Die meisten Frauen, die uns aufsuchen, haben das Gefühl, die Gesellschaft erwarte von ihnen, schlanker, durchtrainierter und femininer zu sein. Ein Teil dieses Drucks kommt von innen, denn Frauen sind gegenüber sich selbst häufig am kritischsten. Es hängt auch davon ab, welches Körperbild uns in der Kindheit vermittelt wurde. Äußerten sich die Frauen, die Ihnen nahe standen, abwertend über ihr eigenes Aussehen? War das körperliche Erscheinungsbild der Mädchen wichtiger als das der Jungen? Ermutigte man Sie, den gängigen Stereotypen zu entsprechen, wie mit Barbiepuppen zu spielen oder sich als Prinzessin zu verkleiden? Sicher ist, dass diese sexistischen Modelle unsere Wahrnehmung von Schönheit mit der Zeit beeinflussen.

Zu diesem Druck von innen kommt auch ein sehr realer Druck von außen hinzu. In Zeitschriften, Fernsehen, Kino und der allgegenwärtigen Werbung werden sehr stereotype Frauenbilder gezeigt. Wenige Frauen entsprechen den Models, die auf Werbeplakaten dargestellt werden. Ein leicht erhöhtes Gewicht stellt keinerlei Risiko für die Gesundheit dar. Dennoch wird in der Bevölkerung im allgemeinen leicht Kritik an Menschen geübt, die nicht dem Schlankheitsideal entsprechen. Wir möchten Sie ermutigen, eine kritische Haltung einzunehmen und sich in Bezug auf die Schönheitsideale zu hinterfragen, die Ihnen in den Medien vermittelt werden.*

Das Schönheits- und Gewichtsideal, das allerorten gezeigt wird, übt einen gewaltigen Druck auf junge Mädchen aus. Da unser Einfluss auf unser Gewicht und unsere körperliche Erscheinung begrenzt ist, wäre es gefährlich, sich an dieser Suche nach der Perfektion zu beteiligen. Selbst wenn Sie sich mit einer Freundin vergleichen, dürfen Sie nicht vergessen, dass jeder Mensch ein einzigartiges genetisches Erbe in sich trägt. Sie entwickeln bei dem

* Wir raten Ihnen, die Videos »Body evolution – Model before and after« und »Dove evolution« auf YouTube anzusehen, um einen kritischen Blick auf die Werbung zu entwickeln.

Versuch, das Gewicht Ihrer Freundin zu erreichen, vielleicht eine Essstörung, während diese Freundin eben ein natürliches Gewicht hat, das niedrig ist. Lohnt es sich, ein solches Opfer zu bringen? Wenn man die Schlankeste oder die Hübscheste im Raum sein muss, um glücklich zu sein, wird man garantiert enttäuscht. Es wird immer etwas geben, was eine andere uns voraushat. Also ist es wichtig, an sich selbst die Eigenschaften zu würdigen, die uns einzigartig machen.

Die gleichen Überlegungen drängen sich auf, wenn es um Schönheitsoperationen geht. »Ich lasse nur eine Sache an mir richten, und danach bin ich perfekt!« Doch die Besessenheit hört selten auf, es ist vielmehr der Beginn einer endlosen Spirale körperlicher Veränderungen, um die soziale Norm der Perfektion zu erreichen. Die Befriedigung ist also immer vorläufig, dann beschäftigt man sich mit einem anderen Detail. Und was passiert, wenn man allmählich älter wird?

Warum also nicht den Schwerpunkt auf die Funktion unseres Körpers legen (was man häufig vergisst) statt auf sein Aussehen? Was ermöglicht Ihr Körper Ihnen? Sind Sie ihm gegenüber dankbar?

Genauso wichtig ist es, die Vorbilder zu wechseln, mit denen man sich vergleicht. Warum sucht man sich keine Schönheitsideale, denen Menschen entsprechen, deren Äußeres weniger konventionell ist? Das hieße anzuerkennen, dass Schönheit keine direkte Verbindung zum Schlanksein haben muss. Seien wir nachsichtig untereinander, achten wir auf unsere Aussagen, die unser Mitgefühl und unsere Akzeptanz spiegeln sollten, gegenüber uns selbst und anderen.

✶ Übung: Andere Vorbilder wählen ✶

1. Tragen Sie hier Frauen ein, die Sie bewundern, deren Äußeres aber weniger konventionell ist.

____

____

____

2. Was bewundern Sie an diesen Menschen?

____

____

____

Und die Männer?

Einer Studie zufolge, die über viele Jahre hinweg geführt wurde,[17] gaben 1997 43 Prozent der Männer an, sie seien unzufrieden mit ihrer Erscheinung im Allgemeinen, während das 1972 nur 15 Prozent sagten. Unser beruflicher Alltag bestätigt das: Unsere männlichen Patienten vertrauen uns an, sie verspürten zunehmend den Druck, einem muskelbepackten, haarlosen Adonis gleichen zu müssen. In einer Zeit, in der wettkampfbetonte Fitnessmethoden wie »CrossFit« angesagt sind, berichten uns immer wieder Männer davon, wie erdrückend sie den Kult um Muskeln, Männlichkeit, aber auch Gesundheit empfinden würden. Es ist also wichtig, unsere Wahrnehmung von Essstörungen zu verändern, denn von vornherein ist klar, dass Männer seltener und später zur Beratung erscheinen. Schlagen Sie Alarm, wenn ein Mann in Ihrem Bekanntenkreis trotz Verletzungen weiter trainiert, wenn er sich nur über sein Körperbild definiert oder seine sozialen Kontakte unter seiner Ernährungsweise und seinem Trainingsmaß zu leiden beginnen.

Im Lauf der Jahre stolperte ich von einer Essstörung zur nächsten. Jetzt bin ich davon losgekommen, und ich habe es geschafft, indem ich mein Verhalten immer beobachte. Wenn es mir gut geht, aber auch, wenn es mir schlecht geht.
In der Vergangenheit litt ich unter Heißhungerattacken. Ich liebe Süßes, also griff ich bei einer Krise zu Keksen, Schokolade etc. Manchmal begann es damit, dass ich eine oder zwei Reihen Kekse aß, und ohne es zu merken, war die Packung plötzlich leer! Und wenn ich schon mal dabei war, machte ich mit Eiscreme weiter. Nach einem solchen Ereignis verhielt ich mich wie ein Kokser nach dem Drogenkonsum, der seiner Frau etwas vormacht. Ich besah mir die Schäden, bestrafte mich und hatte ein schlechtes Gewissen. Am meisten litt ich unter den ständigen Wiederholungen. Früher hatte ich abgeschaltet, jetzt gehe ich viel bewusster damit um.

Wie ich es geschafft habe, davon loszukommen? Zuerst habe ich gelernt, die Signale zu erkennen, die eine Fressattacke ankündigen. Es ist leicht, den Kühlschrank anzusehen, und die Versuchung ist groß, durch einen Griff hinein das Problem auf Eis zu legen. Durch Meditieren habe ich gelernt, meinen Geist zu beobachten. »Warum bin ich an den Kühlschrank gegangen?« Ich greife mir etwas Leckeres, und plötzlich brauche ich mehr davon. Ich halte inne: »Was mache ich denn da?« Ich stelle mir die Frage: »Möchte ich wieder fühlen, was ich nach einer Krise fühle?« Ich entschärfe die Krise, indem ich mir meine Handlungen bewusst mache. Ich habe es geschafft, weil ich im Geiste trainiert habe, präsent zu bleiben und von der Krise wegzukommen. Ich lenke mein Pferd, statt gelenkt zu werden. Ich bin mental stärker, auch wenn mein Pferd mir körperlich überlegen ist. Ich beherrsche die Krise, nicht umgekehrt. Ich bin in der Lage, die negativen Folgen meiner Kontrollverluste zu erkennen. Es ist genauso, wie wenn man seinen Ehepartner betrügt oder Drogen nimmt: Wenn man sich seiner Taten bewusst ist, der Konsequenzen und des Schlechten, das einen erwartet, dann nimmt einem das die Lust!

Wenn ich merke, was mich stört, beispielsweise finanzielle Sorgen oder die Ablehnung seitens einer Frau, benenne ich das Gefühl, das mir wehtut, und ich spreche mit den Menschen, die ich liebe, offen darüber. Ich lege mein Verhalten, meine Gedanken und meine Fantasien offen. Ich toleriere das Unglücklichsein nicht länger. Es ist lebenswichtig, darüber zu sprechen, was mir widerfährt. Ich lache über mich, nehme der Situation das Dramatische. In Worte fassen, was einem wehtut! Mir hilft das. Ich fühle mich anerkannt, akzeptiert; auch wenn es sich dabei um gefühlsduseligen Unsinn handelt, auch wenn es eine schwere Last ist, verspüre ich doch Erleichterung. Zu akzeptieren, mit der Verletzlichkeit einer Essstörung zu leben, ist dann nicht mehr so schlimm, es ist nicht länger eine Strafe. Es gibt da ein geflügeltes Wort: »ein Tag nach dem anderen …« Ich akzeptiere, dass es heute so ist, ich profitiere vom

Augenblick. Ich werde Zeuge dessen, was mir widerfährt. Ich nehme mich selbst nicht so ernst. Ich forsche nach, wo das Gefühl in meinem Körper sitzt, und begrüße es, ich akzeptiere, den Schmerz Schmerz sein zu lassen, ich mache es mir im Ungemütlichen gemütlich.

Ich bin zum Glück verdammt; ich habe nicht die Wahl, ob ich glücklich sein will, ich weiß zu genau, was es heißt, sterben zu wollen. Ich muss jeden Tag auf mich achtgeben. Ich habe die Pflicht, mich zu bewegen, zu meditieren und etwas zu unternehmen, das mir Freude macht, um glücklich zu sein! Je mehr ich auf mich achte, desto eher wird das Glück die Basis meines Lebens. Ich bin der Kapitän auf meinem Kahn, ich merke, wenn dieser Kahn in Schieflage gerät, und ich regele die Dinge entsprechend.

Es gibt noch etwas anderes, das mir sehr geholfen hat: Jeden Tag nehme ich eine Kleinigkeit zu mir, die mir gut schmeckt; ich esse ein oder zwei Stückchen dunkle Schokolade und trinke einen Espresso dazu, und ich lasse mir beides auf der Zunge zergehen. Das ist ein Ritual, ich zerbreche mein Stück Schokolade, ich lasse es schmelzen. Ich mag mich genug, um mich zu verwöhnen. So sehr ich mich früher bestraft habe, so sehr verwöhne ich mich jetzt mit dieser Leckerei. Ich muss nicht übertreiben, weil ich weiß, dass ich jeden Tag meine Leckerei bekomme. Genauso ist es mit dem Sport. Jedes Mal, wenn ich Kajak fahre, geschieht es mit einem Lächeln und nicht, um mich fürs Essen zu bestrafen. Auch wenn ich am Tag vorher mal mehr gegessen habe, peitsche ich mich nicht aus.

Im Winter trainiere ich weniger, und das ist okay, ich wiege mich in dieser Zeit öfter, und ich bin fähig, mich zu lieben, mich auch mit diesem

Gewicht für liebenswert zu halten, und mich nicht mehr zu verstecken, wenn ich mich entkleide. Gesund zu sein ist wichtig, damit ich lange leben kann. Das steht im Zentrum meines Lebens. Ich genieße das Leben genauso mit 5 Kilogramm mehr auf den Rippen. Ein deutliches Übergewicht würde mich daran hindern, all das zu tun, was ich will. Durch Wohlwollen, Milde und Mitgefühl strebe ich nach Ausgeglichenheit.

Ich bin von all dem losgekommen, weil ich im Hier und Jetzt bin, ob es gut läuft oder schlecht, ob es gute oder schlechte Neuigkeiten gibt, ich lebe bewusst.

Zeugnis von Jean-Marie Lapointe

niedergeschrieben im Gespräch mit Catherine Senécal

Regelmäßig äußern neue Patienten die Befürchtung, übergewichtig zu bleiben oder zu werden, wenn sie sich nicht länger um ihr Gewicht sorgen. Denn wenn sie aufhören, sich schlecht zu fühlen, machen sie sich keine Vorwürfe mehr und leiden auch nicht mehr am schlechten Gewissen. Dabei haben mehrere Studien zum Thema Mitgefühl gegenüber sich selbst überraschende Ergebnisse geliefert. Eine Studie[18] fand beispielsweise heraus, dass Patienten, die an einer Binge-Eating-Störung leiden, wesentlich seltener Heißhungerattacken erlitten, sobald sie Techniken des Selbstmitgefühls anwendeten. Zu diesen Techniken gehörten beispielsweise die Psychoedukation darüber, wie wirkungslos Selbstvorwürfe sind, und Übungen rund um das Thema des Mitgefühls. Anders gesagt: Man muss sich nicht selbst geißeln, um

Ergebnisse zu erzielen! Sich selbst Mitgefühl entgegenzubringen, verhilft einem viel eher dazu, seine Ziele zu erreichen. Warum sollten also nicht auch Sie Anrecht auf ein wenig Milde haben?

⋆ Übung: Mitgefühl mit sich selbst haben ⋆

1. **Versetzen Sie sich einmal in die kindliche Version Ihrer selbst.** Dieses Kind sagt Ihnen, es fühle sich heute dick. Was würden Sie ihm antworten? Wären Sie kritisch und verächtlich gegenüber diesem Kind, das Sie doch lieb haben? Wie würden Sie mit ihm sprechen, um es liebevoll und mitfühlend zu motivieren?

____

____

____

____

____

____

____

____

2. Was mögen Sie an Ihrem Körper? Zählen Sie fünf Sachen auf.
   1. ______________________________
   2. ______________________________
   3. ______________________________
   4. ______________________________
   5. ______________________________

3. Wie können Sie diese noch besser zur Geltung bringen?

Herausforderungen, die es anzunehmen gilt

1. Wenn Ihnen das nächste Mal jemand ein Kompliment macht, antworten Sie, statt es abzuwerten oder zu leugnen, einfach: »Danke, wie nett von dir.«

2. Versuchen Sie eine Woche lang, Ihren Körper nicht zu überprüfen! Probieren Sie, die rundlicheren Bereiche Ihres Körpers nicht zu beachten. Berühren Sie sich, wie Sie einen Freund berühren würden. Betrachten Sie im Spiegel nicht nur die Teile Ihres Körpers, die Sie nicht so mögen, sehen Sie sich an, wie Sie einen Freund betrachten, im Ganzen. Tragen Sie Kleidung in Ihrer Größe, und bitte, hören wir auf, uns mit zu enger Kleidung zu quälen, von der wir meinen, irgendwann werde sie schon passen.

✶ Übung: Die verschiedenen Lebensbereiche ✶

Die Übung zum Thema Lebensbereiche[19] zielt darauf ab, das Leben eines Menschen aufzufächern, der an einer Essstörung leidet. Denn je mehr Ihr Leben um eine Sache kreist, desto eher setzen Sie alles auf eine Karte. Sollte die Unterteilung der Lebensbereiche beispielsweise der nachfolgend gezeigten Grafik ähneln, dann ist anzunehmen, dass ein Tag, an dem Sie sich körperlich nicht anziehend finden, für Sie verheerend ist, da Ihr Selbstwertgefühl hauptsächlich auf Ihrem Körperbild und Ihrem Gewicht fußt.

Lebensbereiche eines Menschen, der an einer Essstörung leidet

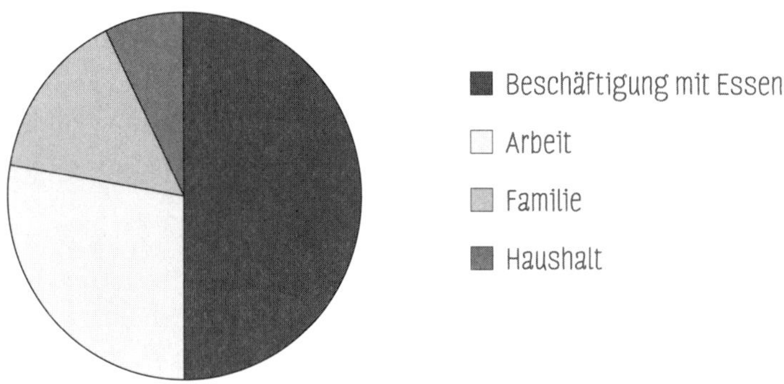

Entspricht das Verhältnis Ihrer Lebensbereiche dagegen der nächsten Grafik, haben Sie an einem Tag, an dem Ihr Körperbild weniger gut ist, mehrere andere Bereiche, in denen Sie Bestätigung finden können.

Lebensbereiche eines Menschen, der nicht an einer Essstörung leidet

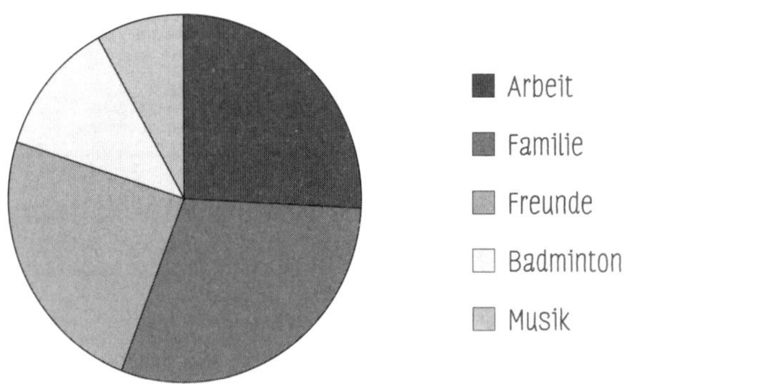

Welche Aktivitäten könnten Ihnen mehr Bestätigung verschaffen?

Welche Aktivitäten könnten Ihnen dabei helfen, sich in Ihrem Körper wohlzufühlen?

Sexualität und Essverhalten

Mehr als 30 Prozent der Menschen, die an einer Binge-Eating-Störung leiden, sollen ausgesagt haben, in ihrer Kindheit sexuell missbraucht worden zu sein.[20] Wir haben häufig erlebt, dass Patientinnen zunehmen, um ihre weiblichen Formen zu kaschieren und sich in der Masse zu verstecken, damit sie keine Aufmerksamkeit auf sich ziehen. Es ist schwer, sich den Blicken der Männer auszusetzen, wenn man missbraucht wurde ...
Und wie viele verheiratete Frauen geben zu, ein grenzwertiges Gewicht zu haben (das weit über ihrem gesunden Gewicht liegt), ohne dass es ihnen gelänge abzunehmen – eine psychische

Hemmschwelle, die sich ebenfalls durch die Angst erklärt, männliche Blicke auf sich zu ziehen, die Angst zu gefallen, dieses Mal aufgrund der Befürchtung, dem Blick anderer zu erliegen, wenn er sich als zu einladend entpuppt.
Deshalb sollten Sie sich fragen:

* Gibt es ein bestimmtes Gewicht, das für Sie zu einer psychischen Hemmschwelle wird?
* Versuchen Sie, sexuelle Beziehungen zu meiden, um nicht in Kontakt mit vergangenem Leid zu kommen?

Sollte das der Fall sein, wäre es wichtig, diese Probleme anzugehen und sich dabei begleiten zu lassen.

Die Aussöhnung mit dem eigenen Körperbild: vielversprechende Lösungsansätze

Die therapeutische Annäherung an das Spiegelbild

Jüngere Studien[21] befassen sich mit einer neuen Perspektive, um am Körperbild von Patienten zu arbeiten, die an einer Essstörung leiden. Die meisten Menschen, die ihren Körper nicht mögen, sind versucht, seinen Anblick zu meiden, oder sie erforschen ihn geradezu zwanghaft. Für sie wurde eine Technik der Annäherung entwickelt, um sie zu einer treffenderen Sicht zu ermutigen. Hierfür müssen sie ihren Körper vorurteilsfrei und objektiv beschreiben.

✶ Übung: Die neutrale Betrachtung ✶

Diese Technik wird im Rahmen eines therapeutischen Prozesses angewendet. Er besteht darin, sich vor einem Ganzkörperspiegel zu beschreiben. Die verwendete Sprache sollte dabei frei von Urteilen sein und positive wie negative Gefühle zulassen, die für die Übung benötigt werden.

Mithilfe von sechs Kategorien können wir unseren Körper neutral beschreiben: Silhouette, Form, Farbe, Schatten, Konsistenz und Funktion.

Möchten Sie es ausprobieren?

Beginnen Sie beispielsweise mit einem reifen Stück Obst. Beschreiben Sie es vollständig, aber ohne es zu beurteilen. »Ich sehe eine Kugel in dunklem Orange, die Konsistenz ist ...«

Gehen Sie anschließend dazu über, eine Woche lang immer aufzuschreiben, wann Sie den Blick in den Spiegel meiden oder wann Sie Ihren Körper einer Musterung unterziehen. Zum Beispiel, wenn Sie sich in die etwas kräftigeren Stellen Ihres Körpers kneifen ...

Dann üben Sie vor dem Spiegel. Tragen Sie dazu bequeme Kleidung. Beginnen Sie zum Beispiel folgendermaßen mit Ihrer Beschreibung: »Ich sehe ein hautfarbenes Oval, das auf einem ebenfalls hautfarbenen Zylinder sitzt, der etwas schmaler als das Oval ist. Von der Oberseite des Ovals fallen auf beiden Seiten lange braune Fäden herunter …« Machen Sie in diesem Stil weiter. Nehmen Sie sich Zeit, um eine wirklich neutrale Beschreibung zu finden. Es ist normal, dass es Ihnen schwerfällt. Jedes Mal, wenn Sie neue Bezeichnungen finden, um sich zu beschreiben, wird in Ihrem Gehirn ein neuer Weg angelegt, und die Konditionierung Ihrer Wahrnehmung des eigenen Körpers beginnt, sich zu ändern!

Die Massagetherapie

Eine Massagetherapie hat eine positive Wirkung bei der Heilung von Essstörungen.[22] Tatsächlich scheint es, als könne sie beim Abbau von Kortisol helfen, das häufig mit Stress in Verbindung gebracht wird, und zur Anhebung des Serotonin- und Dopaminspiegels führen, die bei der Regulierung des Essverhaltens eine wichtige Rolle spielen. Von Essstörungen Betroffene haben nach mehreren Anwendungen der Massagetherapie auch von einer verbesserten Wahrnehmung ihres Körperbildes gesprochen.

Verschiedentlich erwähnen Patienten uns gegenüber, sie vermieden es, ihren Körper zu berühren. Wenn sie es doch taten, dann brüsk und hastig. Eine angenehme Berührung übermittelt dem Körper die Nachricht bedingungsloser Akzeptanz: »Ich verdiene es, angenehme Gefühle zu haben, egal wie viel ich wiege.« Haben Sie einmal ausprobiert, Ihren Körper sanft einzucremen? Das ist ein erster Schritt, um seinen Körper an angenehme Empfindungen zu gewöhnen.

Die Kunsttherapie

Sowohl Erwachsenen als auch Kindern fällt es leichter, sich durch Bilder auszudrücken, statt durch Worte.[23] Die Kunsttherapie kann Ihnen dabei helfen, sich Ihrem Körper oder Ihren Gefühlen zu öffnen, wie Wut, Trauer oder Hoffnung. Dafür muss man nicht Picasso sein! Sie können zum Beispiel Aquarelle malen, zeichnen oder Collagen erstellen.

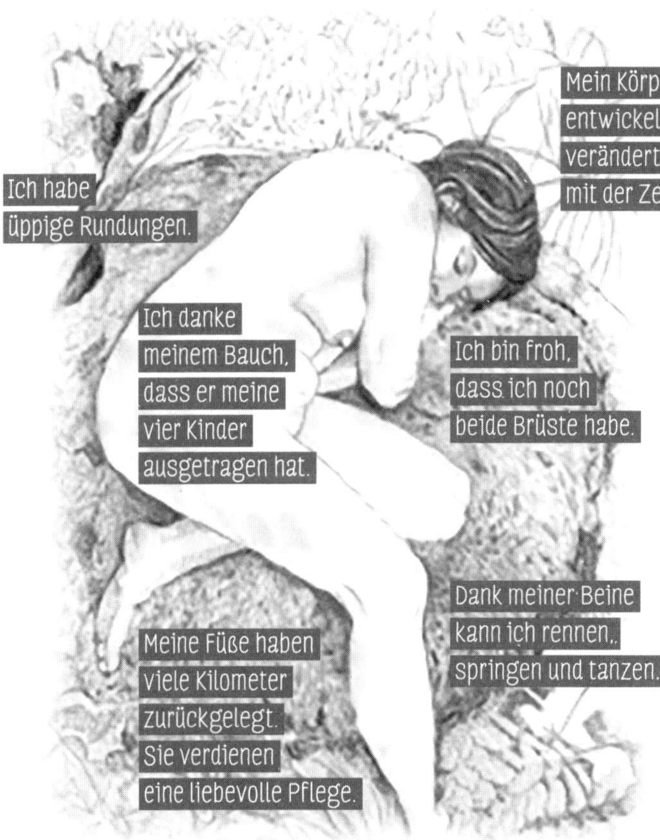

Sport und Yoga

Eine kürzlich erschienene Studie[24] belegt den positiven Einfluss von Yoga auf das Körperbild. Wenn sie irgendeine Form von Yoga machten, hatten die Teilnehmer der Studie eine bessere Wahrnehmung ihres Körperbildes und fühlten sich weniger als Objekt (in sexueller Hinsicht).
Unabhängig von der ausgeübten Sportart bemerkten auch unsere Patienten immer einen positiven Einfluss auf die Stimmung und eine verbesserte Wahrnehmung ihres Körperbildes. Wichtig ist nur, einen Sport zu wählen, der Ihren Vorlieben entspricht, und bei dessen Ausübung Ihr Gewicht nicht Ihre Leistungsfähigkeit beeinträchtigt. Eine Sportart, die zu Ihrem Tagesablauf passt und Ihnen so gut gefällt, dass Sie Ihr Leben lang Zeit in sie investieren wollen, auch wenn das keinen Einfluss auf Ihr Gewicht hat.

Helfen wir unseren Kindern, ein positives Körperbild zu entwickeln

Wenn unser Körperbild etwas ist, mit dem wir im Alltag nur schwer zurechtkommen, sollten wir uns auch fragen, wie wir vorgehen sollen, um unsere eigenen Kinder vor solchen Komplexen zu bewahren. Im Anschluss finden Sie einige Anregungen zu diesem Thema.

Sieben Tipps, die Ihrem Kind dabei helfen, ein gutes Körperbild zu entwickeln

1. Sprechen Sie über den Schönheitsbegriff verschiedener Kulturen; zeigen Sie Ihrem Kind Bilder und Fotos aus verschiedenen Epochen und Kulturkreisen.
2. Fragen Sie Ihr Kind, was es an seinem Körper mag.
3. Fragen Sie auch, welches Körperteil sein kulturelles und familiäres Erbe zeigt: »Ich habe die gleiche Nase wie mein Papa und mein Opa!«
4. Ermutigen Sie Ihr Kind zu einer kritischen Haltung gegenüber den Medien und den darin dargestellten Körpern.
5. Bitten Sie Ihr Kind, sein Aussehen nicht mit dem seiner Freunde zu vergleichen. Erinnern Sie es daran, dass jeder Körper einzigartig ist und dass man keine Kontrolle über sein genetisches Erbe hat.
6. Ermutigen Sie es, Sport zu treiben, nicht um abzunehmen, sondern um sich gut zu fühlen und Spaß zu haben.
7. Ist Ihr Kind in der Pubertät, sprechen Sie mit ihm über die Veränderungen, die es an seinem Körper wahrnimmt. Betonen Sie, dass das normal ist, und sprechen Sie offen über Sexualität als etwas Gutes und Schönes.

Wie beugt man der Weitergabe einer Essstörung an sein Kind vor?

Viele Eltern, die sich übermäßig mit ihrem Körper und ihrem Gewicht beschäftigen, übertragen dieses Verhalten auf ihre Kinder. Regelmäßig haben wir mit jungen Mädchen zu tun, die erzählen, dass sie ab einem Alter von zehn Jahren von einem Elternteil auf Diät gesetzt wurden. Sie als Leser wissen inzwischen, dass strenges Diäthalten bei Erwachsenen nicht funktioniert. Das Gleiche gilt für Kinder. Außerdem vermittelt man einem Kind dadurch, sein Körper sei nicht akzeptabel, so, wie er ist. Um unsere Sorgen nicht weiterzugeben, ist es also wichtig, sich der Problematik bewusst zu sein und indirekte Prävention zu betreiben.

Zu Hause können Sie den Schwerpunkt auf das Vergnügen am Essen legen, indem Sie zusammen kochen und essen. Trotz des beschleunigten Alltags heutzutage schafft man eine positive Verbindung zum Essen, indem man sich Zeit für Mahlzeiten im Familienkreis nimmt und dabei über angenehme Themen redet. Einmal abgesehen von konkreten Problemen (medizinischer Art) sollte Ihr Kind sich auf sein Hungergefühl verlassen, um zu wissen, wann es genug gegessen hat. Außerdem wird es durch Nachahmung lernen. Wenn Sie also Ihr Erscheinungsbild abwerten und offen über andere lästern, wird auch Ihr Kind das tun.

Sie können bei Ihrem Nachwuchs auch eine kritische Einstellung fördern, indem Sie ihn zu stereotypen Hobbys befragen, die er vielleicht auch betreibt: Mädchen machen Ballett und Turnen?

Jungen Hockey? Warum schlagen Sie Ihrer Tochter nicht vor, Fußball zu spielen, oder sich erst ab einem bestimmten Alter zu schminken?

Fünf Tipps, damit Ihr Kind ein gesundes Essverhalten entwickelt

1. Unterlassen Sie jeglichen Kommentar über ihr oder sein Gewicht, über Kalorien oder andere Nährwerte, zum Beispiel: »Ich esse keine Kohlenhydrate, die machen nur dick.«
2. Ermutigen Sie Ihr Kind bei jeder Mahlzeit, auf die Signale seines Magens zu hören: Signalisiert er, dass er noch Hunger hat? Oder, dass er genug hat?
3. Zeigen Sie Ihrem Kind, wie man beim Kochen Spaß hat, bringen Sie ihm Rezepte aus der Familie bei.
4. Essen Sie mit der Familie, reden Sie bei Tisch, verzichten Sie auf Fernsehen.
5. Machen Sie aus der Ernährung eine vergnügliche Beschäftigung. Besuchen Sie gemeinsam einen Gemüsegärtner, oder legen Sie selbst einen Nutzgarten an.

Ich bin das Produkt »zerrissener« Eltern, die beide mit verschiedenen ungelösten Herausforderungen rangen. Das reichte von der Angst vor dem Verlassenwerden bis zu Angstgefühlen, die eigenmächtig therapiert wurden. Wenig überraschend endete diese Ehe mit einer verbitterten Trennung, als ich vier Jahre alt war. Meine Mutter war bemerkenswert schön, sah aber zahllose Makel im Spiegel. Und auch wenn sie meiner

Schwester und mir oft sagte, wie fantastisch wir seien, machte sie doch oft Bemerkungen über unser Aussehen. Ich habe gelernt, dass – meiner Mutter zufolge – Frauen gerade Beine haben müssen, weiße Zähne, glänzende Haare, eine klare Haut und wohlproportionierte Gliedmaßen. Ich entsprach diesem Vorbild nicht, genauso wenig wie 90 Prozent der Bevölkerung. Mein Vater verachtete meine Mutter und ließ nie eine Gelegenheit aus, ihr gegenüber abwertende Bemerkungen zu machen. Aufgrund seiner ständigen Kritik fühlte ich mich wie ein Mensch zweiter Klasse, wenn ich ihn besuchte, ihn, seine neue Frau und ihre »perfekten« Kinder. Diese alles andere als perfekten Eltern hatten sehr hohe Ansprüche an uns. Knuspriger Speck wurde mit Messer und Gabel verzehrt. Kinder sollten sichtbar, aber nicht hörbar sein. Ich erinnere mich, dass wir einmal unsere Schlittschuhe vergessen hatten, als wir Weihnachten bei unserem Vater verbrachten. Zur Strafe standen wir Stunden in der beißenden Kälte und sahen die Kinder seiner neuen Frau in ihrer Winterkleidung beim Schlittschuhlaufen zu. Wir selbst trugen nur dünne Mäntel, Hosen aus Polyester und dünne Lederschuhe. Es war eine Tortur. Nie konnten wir unsere Unzufriedenheit bezüglich einer inakzeptablen Behandlung äußern. Meine Mutter und mein Vater sagten häufig: »Wenn du nicht zufrieden bist, kannst du ja bei deinem Vater/deiner Mutter wohnen« oder »Das oder nichts« oder aber »Ich bin immer noch deine Mutter/dein Vater«. Ich habe aufgehört, auf meine Bedürfnisse zu achten, ich konzentrierte mich darauf, was man von mir verlangte. Ich habe gelernt, das Unerträgliche zu ertragen. Essen war da eine gute Ablenkung, ein Trost, und in der ausreichenden Menge konnte es so ziemlich jeden Schmerz lindern. Es füllte eine Leere aus, die ich bereits damals zu spüren begann, die ich aber noch nicht erkannt hatte.

Als ich sieben Jahre alt war, begann meine Mutter, die es wohl gut meinte, mich zu Ernährungsberatern, zur Hypnotherapie und zu Ärzten zu schicken, damit mir bei einem Gewichtsproblem geholfen wurde, das gar nicht existierte. Meine Eltern sandten gegensätzliche Signale aus; es hagelte Vorwürfe, wenn wir zu viel aßen, aber auch, wenn wir den Teller nicht leerten. Ich wurde mit Eiscreme belohnt, als ich während einer meiner zahlreichen Diäten auf alles Süße verzichtete. Ich bekam Popcorn und andere Leckereien, damit ich mir mit meiner Mutter Filme anschaute, statt draußen zu spielen. Schnell verlor ich die Orientierung. Bei jeder Mahlzeit saß mir die Angst im Nacken. Und erst die Mahlzeiten außer Haus ...

Mit 16 hatte ich einen Teilzeitjob und den Führerschein. Ich begann, die Drive-ins verschiedener Restaurants abzuklappern und mir dunkle Parkplätze zu suchen, wo ich große Mengen an Essen in mich reinschaufeln konnte. Ich kaufte zwei Getränke, um der Bedienung glaubhaft zu machen, dass ich für mehr als eine Person bestellte. Manchmal klapperte ich mehrere Restaurants nacheinander ab. Die Spuren der vorangegangenen Mahlzeiten verbarg ich unter dem Sitz im Auto meiner Mutter. Diese Beweise entsorgte ich natürlich, bevor ich nach Hause fuhr. Ich fuhr mit offenem Fenster, um den Essensgeruch zu vertreiben. Wenn ich das Auto bei der Heimkehr parkte, war es, als sei nichts geschehen. Ich allein kannte mein Geheimnis und litt unter meinem schlechten Gewissen. Essen half mir, die Scham, die Leere und die Schuldgefühle zu vergessen ... vorübergehend. Als ich mit zwanzig das Gehalt aus einer Vollzeitstelle, eine Wohnung und ein eigenes Auto hatte, erreichte die zwanghafte Esserei ihren Höhepunkt. Gewöhnlich aß ich mittags meine erste Mahlzeit. Mehrere Stunden vor Büroschluss begann ich, zwanghaft meine nächste Heißhungerattacke zu planen. Auf dem Heimweg hielt ich bei einem Chinarestaurant. Ich bestellte zwölf Frühlingsrollen und eine Familienpackung Chicken Nuggets süßsauer. Ich nahm an, dass die Angestellten davon ausgingen, ich erwarte Freunde zum Essen. Ich weiß auch nicht, warum das in meinen Augen so wichtig war, aber das war es. Ich aß allein vor dem Fernseher, bis ich mich wie erstarrt fühlte. Anschließend trank ich Diätlimo, bis ich wieder etwas herunterbekam. Vor dem Schlafengehen war die komplette Bestellung verschwunden. Ich schlief wie ein Baby bis zum nächsten Morgen. Da wachte ich auf, angewidert und leer. Immer leer.

Seit meinem ersten Hilferuf sind 17 Jahre vergangen. Ich kann mit Bestimmtheit sagen, dass ich alles versucht habe, um diesen Teufelskreis zu durchbrechen, darunter auch Psychotherapie und Medikamente. Ich habe nach Diäten und Trainingsprogrammen Kilo um Kilo ab- und wieder zugenommen, und ich habe sogar an Treffen der Outremangeurs Anonymes (deutsch etwa »anonyme Überesser«) teilgenommen. Auf ärztlichen Rat hin habe ich mich sogar einer Magenresektion unterzogen. Ich hoffte, dass es mir helfen würde, wenn ich körperlich nicht mehr in der Lage war zu essen. Das war auch der Fall, aber es war kein Wundermittel. Ein Jahr nach dem Eingriff hatte ich wieder begonnen zuzunehmen.

Verschiedene Therapeuten und Ernährungsberater haben mir geholfen, im Lauf der Jahre einige wichtige Änderungen durchzuführen. Die größte Aufgabe war, mich mit meiner Vergangenheit auszusöhnen und meinen Eltern zu verzeihen. Es ist mir gelungen zu akzeptieren, dass meine zerrissenen Eltern schlicht und einfach unfähig gewesen waren, mir die Zuwendung zu geben, die ich gebraucht hätte. Ich bin entschlossen zu glauben, dass sie mich so gut liebten, wie es ihnen möglich war.

Und ich halte mich an den guten Erinnerungen fest, die ich an sie habe. Ich vergleiche sie mit Querschnittgelähmten, die nicht mit ihren Kindern im Park umhertollen konnten. Ich kann ihnen ihre Unfähigkeit nicht vorwerfen, auch wenn mir dadurch Schaden zugefügt wurde. Ich versuche, sie als zerrissene, aber wohlmeinende Menschen zu sehen, die sie sicher auch sind. Eine weitere Herkulesaufgabe war zu lernen, mich zu behaupten. Ich war so daran gewöhnt, immer zu allem Ja zu sagen, dass ich mich nie gefragt hatte, was ich eigentlich wollte. »Was will ich?« ist eine Frage, die ich mir mehrmals am Tag stellen muss. Das ist für mich etwas vollkommen Fremdes. Mein Instinkt hatte mich immer dazu getrieben zu antworten, was andere meiner Meinung nach hören wollten. Zu wissen, was ich will, ist eine große Hilfe … Doch Ziel dieser Aufgabe ist ja, auch danach zu fragen. Anderen meine Bedürfnisse mitzuteilen, bleibt eine Herausforderung, vor allem, wenn es dabei um die zerrissenen Personen in meinem Umfeld geht. Ich habe an dieser Fähigkeit gearbeitet, zusammen mit meinen Therapeuten. Ich musste meine Freunde und meine Familie mit meinen Grenzen bekannt machen. Ich begann, mich nicht mehr so schuldbewusst zu fühlen, als man mich bat, mich in die Situation eines Freundes zu versetzen. Ich nehme es anderen nicht übel, wenn sie mich um etwas bitten, das sie brauchen, warum sollte ich mich also schuldig fühlen, wenn ich das Gleiche tue?

Mit der Zeit fühlte ich mich nicht mehr so leer. Je mehr ich mich um meine emotionalen Bedürfnisse kümmerte, desto weniger verfiel ich dem Heißhunger. Eine Ernährungsberaterin überzeugte mich davon, alle Ernährungsregeln über Bord zu werfen, die ich im Lauf der Zeit aufgestellt hatte. Ich beschloss zu essen, worauf ich Lust hatte, auch wenn es nicht das war, was ich essen »sollte«. Es war nicht leicht für mich, die ich immer die Regeln befolgte und anderen gefallen wollte, der Diätindustrie den Rücken zu kehren, um besser auf meine innere Stimme zu achten. Ich versuche, mit Genuss zu essen, bis ich eine angenehme Sättigung erreicht habe, und ich versuche aufzuhören, bevor ich mich unangenehm voll fühle. Ich akzeptiere, dass vielleicht noch Essen auf dem Teller ist, wenn mein Körper mir signalisiert, dass ich satt bin. Ich nehme die Reste mit, um die Ängste zu lindern, die damit verbunden sind, Essen auf dem Teller zurückzulassen. Bei anderen Gelegenheiten bestelle ich eine Vorspeise statt einer Hauptspeise, und bin bereit, noch etwas anderes zu bestellen, falls ich danach noch nicht satt bin. Ich habe die Erlaubnis, Hunger zu haben und mehr zu essen. Ich notiere meine Vorlieben beim Essen. Ich kaufe die Mayonnaise, die mir am besten schmeckt. Ich sage mir, dass ich ein Recht habe zu essen, und dass ich es verdiene, das Essen zu genießen. Ich habe diese Erlaubnis, weil ich sie mir erteile.

Heißhungerattacken gibt es immer noch, aber nicht mehr so häufig. Wenn ich allein im Auto unterwegs bin, bekomme ich Lust, an einem Drive-in anzuhalten. Dann frage ich: »Was will ich?« Manchmal fahre ich dann nach Hause. An anderen Tagen kaufe ich mir Fast Food. Aber jetzt esse ich nicht mehr im Verborgenen. Und ich versuche, auf mein Sättigungsgefühl zu achten. Ich versuche, dieses siebenjährige Kind zu umhegen, das sich nicht verteidigen konnte. Ich habe Himmel und Erde in Bewegung gesetzt, um für andere da zu sein. Und jetzt versuche ich, diese Anstrengungen nach innen zu richten. Ich tue mein Möglichstes, damit dieses kleine Mädchen sich geliebt und geschätzt fühlt und wunschlos glücklich ist.

Annick

Kurze Zusammenfassung

Sich selbst gegenüber Mitgefühl zu haben bedeutet nicht, dass man übergewichtig wird oder bleibt.

Es ist möglich, dass Ihr eigenes Körperbild nicht Ihrer reellen körperlichen Erscheinung entspricht.

Beschäftigungen, bei denen Sie sich auf andere Weise bestätigt fühlen als durch Ihre körperliche Erscheinung oder Ihr Gewicht, helfen Ihnen, eine bessere Beziehung zu Ihrem Körper aufzubauen und mehr Selbstachtung zu erlangen.

Das eigene Körperbild entwickelt sich von Kindesbeinen an. Seien Sie also in Gegenwart Ihrer Kinder auf der Hut und vermeiden Sie jede Bemerkung zum Thema Gewicht und jeden Vergleich mit anderen.

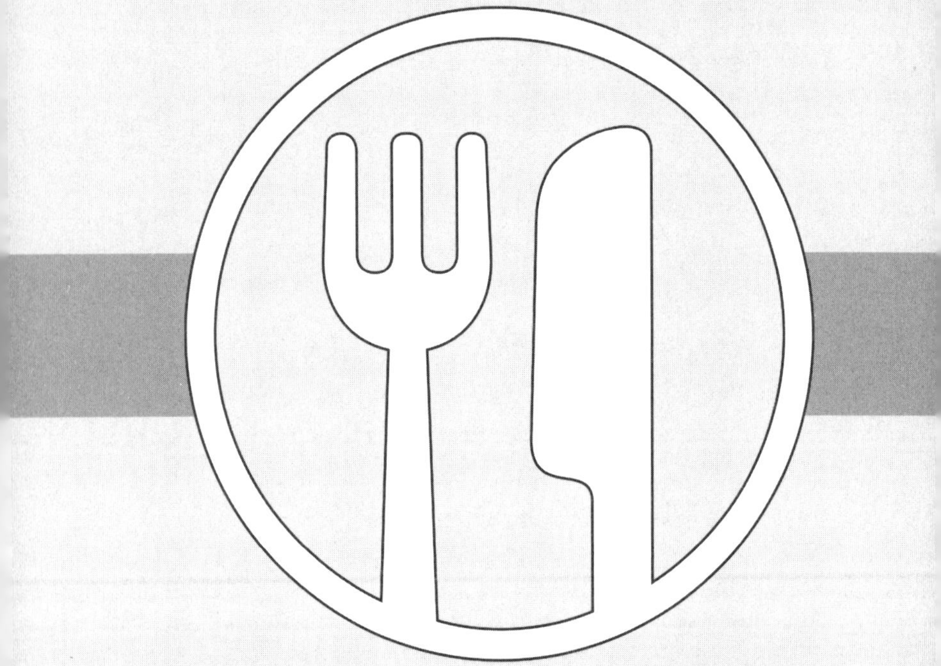

8

S.O.S.! Ich brauche Hilfe

Dieses Kapitel richtet sich gezielt an Personen, für die das zwanghafte Essen im Alltag zu einem echten Problem geworden ist. Eine Binge-Eating-Störung ist eine ernst zu nehmende Essstörung. Man sollte sie keineswegs auf die leichte Schulter nehmen, denn sie kann sich nicht nur auf die körperliche Gesundheit auswirken, sondern bei den Betroffenen vor allem ein Gefühl tiefer Not auslösen.

Eine genaue Einordnung ist hilfreich

Obwohl die Betreuung durch Spezialisten häufig notwendig ist, finden Sie in diesem Kapitel mehrere Lösungsvorschläge, die Sie bei Ihrem weiteren Vorgehen anleiten und Ihnen helfen sollen, die Ursachen für Ihre Leiden besser zu verstehen. Es könnte auch für Ihre Mitmenschen nützlich sein, die so eine bessere Vorstellung davon bekommen, was Sie durchmachen.
Klären wir zunächst einmal die exakten Kriterien, mit deren Hilfe man einordnen kann, ob man an einer Binge-Eating-Störung leidet.

Diagnostische Kriterien einer Binge-Eating-Störung

1. Der Betroffene durchlebt wiederholte Episoden von Heißhungerattacken. Diese Episoden sind durch zwei Kriterien gekennzeichnet:

- Essen einer Nahrungsmenge in einem abgegrenzten Zeitraum (zum Beispiel innerhalb von zwei Stunden), die deutlich größer ist als das, was die meisten Menschen in einem ähnlichen Zeitraum unter ähnlichen Umständen essen würden.
- Ein Gefühl des Kontrollverlustes während der Episode (der Eindruck, dass man mit dem Essen nicht aufhören kann oder nicht kontrollieren kann, was und wie viel man isst).

2. Die Episoden von Heißhungerattacken treten zusammen mit mindestens drei der folgenden Symptome auf:

- Wesentlich schneller essen als normal
- Essen bis zu einem unangenehmen Völlegefühl
- Essen großer Nahrungsmengen, auch wenn man körperlich nicht hungrig ist
- Allein essen aus Scham über die Menge, die man isst
- Ekelgefühle gegenüber sich selbst, Deprimiertheit oder starke Schuldgefühle nach dem übermäßigen Essen

3. Bei dem Betroffenen besteht ein deutliches Leiden wegen der Heißhungerattacken.

4. Die Heißhungerattacken treten im Durchschnitt mindestens einmal pro Woche für drei Monate auf.

5. Die Heißhungerattacken gehen nicht mit dem regelmäßigen Einsatz unangemessener, kompensatorischer Verhaltensweisen einher, wie es bei Bulimia nervosa der Fall ist (→ Anhang 1, Seite 205 ff.).

Einordnung der Schwere der Erkrankung:
Schwach: 1 bis 3 Heißhungerattacken pro Woche
Mäßig: 4 bis 7 Heißhungerattacken pro Woche
Schwer: 8 bis 13 Heißhungerattacken pro Woche
Extrem: 14 und mehr Heißhungerattacken pro Woche

Wenn Essen zur Besessenheit wird

Es sind die Schnelle der Nahrungsaufnahme, der Verzehr weit größerer Mengen als gewöhnlich und das darauf folgende ausgeprägte Schuldgefühl, anhand derer man einen Heißhungeranfall erkennen kann.
Generell kann man bei Menschen, die an einer Essstörung leiden, zwei Typen von Heißhungerattacken[25] beobachten:

- Subjektiv: Betroffene essen normal, haben aber den Eindruck, die Kontrolle zu verlieren, und fühlen sich deshalb schuldig. Bei einer solchen Zwangshandlung werden im Schnitt weniger als 1000 Kalorien aufgenommen, zum Beispiel zwei bis drei Kekse oder eine Mahlzeit, die einer normalen Portion entspricht.
- Objektiv: Betroffene essen große Mengen, haben dabei das Gefühl, die Kontrolle zu verlieren und sich schuldig zu machen. Bei einer solchen Zwangshandlung werden im Schnitt mehr als 1000 Kalorien aufgenommen, zum Beispiel durch eine große Tüte Chips und ein halbes Glas Nuss-Nugat-Creme, die mit dem Löffel gegessen wird, oder auch durch zwei Reihen Kekse und einen Liter Eiscreme.

Bei Menschen mit einer Binge-Eating-Störung kann es zu beiderlei Ausprägungen kommen. Objektive Zwangshandlungen müssen jedoch in einer Häufigkeit vorkommen, wie sie im Kasten auf der linken Seite aufgeführt ist, um eine eindeutige Diagnose stellen zu können.

In einer Krise wird so mancher Binge-Eater, falls er allein ist, jedes Nahrungsmittel verschlingen, das ihm in die Hände fällt: frisch, in Dosen, tiefgefroren, und zwar innerhalb kurzer Zeit. Im Gegensatz zu Bulimikern werden solche Zwangsesser keine gegensteuernden Maßnahmen ergreifen wie Erbrechen, Verwendung von Abführmitteln oder Diuretika, Fasten oder exzessive sportliche Betätigung. Aus diesem Grund haben manche von ihnen deutliches Übergewicht, häufig sind es mehr als 20 Kilogramm.

RICHTIG oder FALSCH?

Alle stark übergewichtigen Menschen leiden an einer Binge-Eating-Störung.

FALSCH

Entgegen dieser verbreiteten Annahme sind nur fünf bis zehn Prozent aller adipösen Menschen von einer Binge-Eating-Störung betroffen, und etwa ein Drittel der stark Übergewichtigen berichtet von gelegentlichen Heißhungerattacken.[26 27] Das bedeutet, dass zwei Drittel aller Menschen mit Adipositas nicht unbedingt ein Gefühl des Kontrollverlustes erleben, auch wenn sie mehr essen als andere.

Ich hätte mir nie träumen lassen, eines Tages zu einem zwanghaften Überesser zu werden: Essen hat in meinem Leben jedoch immer eine wichtige Rolle gespielt. Ich war verrückt nach Zucker, der auch eine Belohnung war (Nachtisch, Eiscreme am Wochenende und bei Familienfesten etc.). Ich war sehr sportlich, weshalb ich keinerlei Gewichtsprobleme hatte. Es war so mit 35, dass das Essen zu einem Problem wurde, nach einer Phase der Erschöpfung und der Sorgen.

Ich erinnere mich noch sehr gut an meine erste Heißhungerattacke. Eines Nachmittags, als ich mich besonders deprimiert und wertlos fühlte, habe ich mich kurzzeitig sehr gut gefühlt, als ich jede Menge Süßigkeiten aß. Von dem Zeitpunkt an habe ich jeden Tag zwanghaft gegessen und folglich deutlich zugenommen. Das hat leider mehrere Jahre gedauert. Und was für Schuldgefühle ich hatte, weil ich ständig diese Fressanfälle durchleben musste, die mich von morgens bis abends verfolgten!
Deshalb habe ich allerlei drastische Diäten ausprobiert (Eiweißdiät, Fasten etc.), was natürlich gar nicht funktionieren konnte, weil ich immer wieder Rückfälle hatte. Kaum hatte ich abgenommen, nahm ich genauso viel wieder zu oder noch mehr. Ergebnis: Selbstwertgefühl im Keller und neue Fressanfälle ...

Nach vielen Jahren voller Zwänge und Leiden erzählte mir ein Arbeitskollege von einer Selbsthilfegruppe für Essstörungen. Zum ersten Mal im Leben habe ich kapiert, dass Zucker für mich eine Sucht ist wie Alkohol oder Drogen für andere. Am schwersten war für mich die erste Etappe auf dem Weg zu einer neuen Lebensweise: zu akzeptieren, dass ich gegenüber dem Essen machtlos war und die Kontrolle über mein Leben verloren hatte.

Ich erinnere mich noch genau an den schrecklichsten Tag in meinem Leben. Das war, als ich mitten am Tag völlig fertig von der Arbeit weg bin, um Isabelle in ihrer Praxis zu treffen. Ich war am Boden und wollte nur noch, dass alles aufhört.

Mithilfe ihrer Ratschläge, meiner Selbsthilfegruppe, verschiedener Bücher und der Treffen mit einem Psychologen erhole ich mich inzwischen allmählich; jeden Tag ein bisschen mehr ...

Claude

Die Ursachen der Krankheit verstehen

Wenn uns tagtäglich ein Problem belastet, das den Großteil unserer Gedanken vergiftet, ist es normal, sich zu fragen, warum uns das passiert. Man will schließlich verstehen, was hinter diesem Problem steht.
Welche Faktoren haben zur Entwicklung dieser ungesunden Beziehung zum Essen beigetragen?

Wenn man die Historie eines Patienten in Bezug auf seine Gewichtsentwicklung und sein emotionales Umfeld seit seiner Kindheit durchforstet, kann man sehr oft ein innerfamiliäres Schema erkennen, das den Ausschlag gibt zu einer Veranlagung für diese Art Abhängigkeit. Mal ist es eine Mutter, die von ihrem Gewicht besessen ist und unablässig Bemerkungen über die Rundungen ihrer Tochter macht, mal ist es eine Mutter, die ihr Kind zwingt aufzuessen. Oder es ist eine Abhängigkeit Mutter – Tochter, ein inzestuöser Vater, eine Jugendliche, die vergewaltigt wird, eine missbrauchte Frau. Es ist selten, dass Patienten keine schlimme Vorgeschichte haben.

Die Behandlung setzt voraus, dass die unterschwelligen Ursachen der Krankheit in Betracht gezogen werden. Man heilt keine Krankheit, ohne zu wissen, woher sie kommt. Oft wird von einer früheren Alkohol- oder Drogenabhängigkeit berichtet; die Übertragung einer auf die andere Sucht ist typisch. Eine Diät wird nie die Wunden heilen können, die tief reichen, und daher ist oft eine begleitende Psychotherapie notwendig.

Sind die Gene schuld?

Genetische Faktoren erklären im Fall einer Binge-Eating-Störung einen Teil der Gleichung.[28] [29] Nachfolgend finden Sie eine grafische Darstellung des prozentualen Anteils der Genetik bei den verschiedenen Essstörungen.[30]

Die Grafik verdeutlicht neuere Zahlen, die zu der Feststellung führen, dass eine Binge-Eating-Störung eine ausgeprägte genetische

Komponente hat. Unser Essverhalten hängt also auch von unseren Genen ab!

Der Einfluss der Gene bei Essstörungen

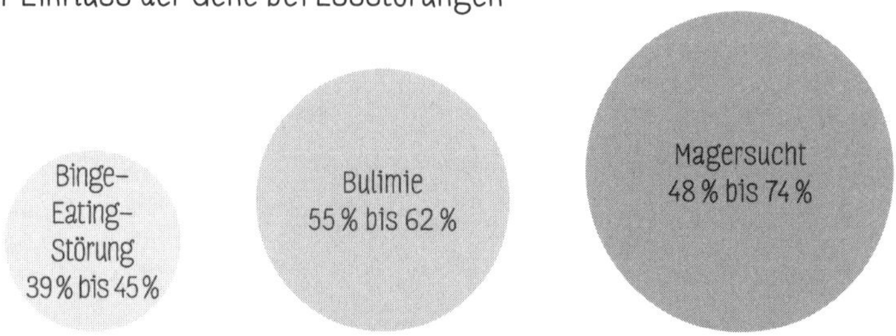

Angesichts dieser Statistik rief eine unserer Patientinnen aus: »Heißt das etwa, dass ich mein Leben lang eine Esstörung haben werde?« Es ist wichtig klarzustellen, dass die Rolle der Gene für das Verständnis einer Essstörung nicht heißt, es sei unvermeidlich, eine solche zu bekommen, und unmöglich, damit klarzukommen, sobald sie auftritt. Es bedeutet einfach, dass bei Ihnen die Wahrscheinlichkeit überdurchschnittlich ist, sie zu bekommen, wenn die anderen auslösenden Faktoren gegeben sind, und dass Sie auch überdurchschnittlich auf sich achtgeben müssen, damit es im Anschluss nicht zu einem Rückfall kommt.

Welche Begleiterscheinungen gibt es beim Binge-Eating?

Wie bei den meisten Essstörungen tritt auch das Binge-Eating oft zusammen mit anderen Problemen auf. Sexueller Missbrauch,[31] ein schwaches Selbstwertgefühl, Stimmungsschwankungen, Angststörungen, Perfektionismus, Alkoholabhängigkeit, Beziehungsprobleme und vor allem ADHS[32] sind allesamt Problematiken, die mit Binge-Eating in Verbindung gebracht werden. Wichtig ist es, die ADHS sowie die depressiven Symptome abzuklären, da sie sehr häufige Begleiterscheinungen einer Binge-Eating-Störung sind.

Haben Menschen, die an Binge-Eating leiden, etwas gemeinsam?

Wer an einer Binge-Eating-Störung leidet, nimmt die Welt nicht selten als einen gefährlichen Ort wahr, und glaubt, dass andere Menschen schlechte Absichten haben oder harte Urteile fällen. Das ist verständlich, wenn man beispielsweise in der Vergangenheit missbraucht wurde und depressive Gedanken den Blick auf die Welt bestimmen. In 6 bis 30 Prozent der Fälle von Bulimie[33] besteht ein Verbindung mit einer Borderline-Störung. Diese Eigenschaften äußern sich unter anderem durch die Angst vor dem Verlassenwerden, instabile Beziehungen, den Eindruck, nicht zu wissen, wer man ist, ein Gefühl der Leere, impulsives Verhalten, selbstverletzendes Verhalten etc. Letztere machen anfällig für die Entwicklung einer Essstörung und deren Aufrechterhaltung.
Oft erleben wir Situationen, in denen Betroffene anderen enorm viel geben und denken, sie würden von anderen schlecht behandelt, weil diese nicht so viel geben. Dennoch trauen sie sich nicht,

direkt zu erbitten, was ihre Bedürfnisse befriedigen würde. Häufig reagieren solche Personen mit Mechanismen zur Steuerung starker Gefühle, die einer Selbstbestrafung gleichkommen. So würde beispielsweise eine Patientin, deren Arzt ein kritische Bemerkung über ihr Gewicht gemacht hat und die deshalb wütend auf ihn ist, das tun, was sie will, und einem Heißhungeranfall nachgeben. Als sie jünger war, hat sie nicht gelernt, ihre negativen Gefühle zu verwenden, um sich zu behaupten oder zu erklären.

Was für eine Familie haben Menschen, die an Binge-Eating leiden?

Gelegentlich beobachten wir Ähnlichkeiten in den Familien von Menschen mit Essstörungen. Doch man sollte nicht zu sehr verallgemeinern, denn in anderen Fällen war das familiäre Umfeld »ganz normal«. So kommen Essstörungen zum Beispiel auch bei Kindern vor, deren Eltern liebevoll und herzlich sind und Grenzen respektieren.

Beim Thema Binge-Eating berichten mehrere Studien von Vernachlässigung durch die Eltern, elterlicher Ablehnung, kritischen Aussagen über das Gewicht des Kindes, einem verfrühten Zwang zu Diäten und Adipositas bereits in Kindertagen.[34] Also ein starkes Beharren auf dem Gewicht und wenig Anerkennung des Kindes vonseiten der Eltern.

Die Behandlungsmethoden

Die Behandlung der Binge-Eating-Störung steht – genau wie andere Essstörungen – unter dem Einfluss der Ursachen dieser Erkrankung. Diese Ursachen bestehen in einem komplexen Zusammenspiel aus genetischen, psychischen und äußeren Faktoren, die berücksichtigt werden wollen. Oberstes Ziel bei der Behandlung einer Binge-Eating-Störung ist es, Heißhungerattacken vorzubeugen. Im Falle eines deutlichen Übergewichts oder gesundheitlicher Probleme aufgrund des Übergewichts wird außerdem ein Plan zur schrittweisen Gewichtsreduktion angeboten. Der nächste Schritt ist dann eine gesunde und dauerhafte Gewichtsabnahme. Deshalb sollte die Behandlung auf folgende Punkte setzen: die Motivation, die Erziehung zu einer gesünderen Ernährungs- und Lebensweise, die Neuorientierung des Denkens und der funktionsgestörten Angewohnheiten, den Ausbau der Kenntnisse und Fähigkeit, wie man mit Konflikten und starken Gefühlen umgeht, die Behandlung psychischer und körperlicher Begleiterscheinungen (hier zum Beispiel Diabetes, erhöhte Cholesterinwerte und Bluthochdruck) und die Prävention von Rückfällen. Die ideale Behandlung setzt eher auf die Betonung gesunder Essgewohnheiten statt auf eine strikte Abmagerungskur. Je schneller die Störung entdeckt wird, umso schneller stellt sich auch eine Besserung ein.

Für eine Binge-Eating-Störung sind verschiedene Lösungen denkbar.[35] Die Behandlung ist abhängig von der Verfügbarkeit der Angebote in Ihrer Nähe, Ihren finanziellen Möglichkeiten und der

Zeit, die Sie in diese Veränderungen investieren können. Eine Zauberformel gibt es nicht, suchen Sie also nicht nach der perfekten Lösung. Versuchen Sie lieber, die Kombination aus Angeboten zu finden, die Ihren Bedürfnissen entspricht. In den vorangegangenen Kapiteln haben wir mehrere Techniken aufgezeigt, die aus den verschiedenen Behandlungsarten stammen, die im Anschluss vorgestellt werden.

Die kognitive Verhaltenstherapie

Laut der Beschreibung durch das *Institut für geistige Gesundheit an der Universität von Montréal*[36] handelt es sich bei der kognitiven Verhaltenstherapie um eine Form der Psychotherapie, die sich auf die Abänderung problematischer Gedanken und Verhaltensweisen konzentriert. Bei dieser Therapieform stehen vier Punkte im Fokus:

1. Eine gute Beziehung Therapeut-Patient aufbauen, um den Patienten über Heißhungerattacken und ihre Ursachen aufklären zu können.
2. Hinführung zu einer normalen Ernährung, wofür Verhaltensstrategien eingeübt werden, zum Beispiel mithilfe eines Ernährungstagebuches.
3. Irrige Überlegungen in Bezug auf die Ernährung, das Körperbild und die zwischenmenschlichen Beziehungen neu strukturieren, sodass der Patient besser mit seinen Gefühlen umgehen kann.
4. Auf lange Sicht Fortschritte unterstützen und Rückfällen vorbeugen, indem man herausfindet, welche Techniken verwendet

werden können, um fortan mit den Risikofaktoren umgehen zu können.

Man kann diese Therapieform einordnen als generell aktiv, richtungsweisend, strukturiert und von vergleichsweise kurzer Dauer (im Schnitt etwa 20 Sitzungen). Sie gilt momentan als die am ehesten Erfolg versprechende Therapie bei einer Binge-Eating-Störung. Der angenommende Rückgang der Symptome nach 12 Monaten klingt vielversprechend.[37]
Bei einer kognitiven Verhaltenstherapie dürfen Sie davon ausgehen, dass Sie die jeweilige Sitzung mit der Analyse Ihres Ernährungstagebuches beginnen, dass Sie mit Ihrem Psychologen über Themen rund um die Essstörung sprechen, zum Beispiel über Methoden der Kompensation, dass Sie gewogen werden, über Ihre Gefühle sprechen und zum Abschluss ein Ziel für die kommende Woche vereinbaren, um das Abklingen der Symptome voranzutreiben.

Die Verhaltenstherapie inklusive Gewichtsabnahme

Diese Art Verhaltenstherapie zielt auf einen deutlichen Gewichtsrückgang aufgrund einer Umstellung der Ernährung und der Lebensweise. Diese Therapieform kommt ursprünglich aus der Adipositas-Behandlung, doch verschiedene Studien haben gezeigt, dass sie auch bei der Behandlung der Binge-Eating-Störung sehr

wirksam ist, vor allem, wenn die Gewichtsabnahme auch nach einem Rückgang der Krisen weiterbetrieben wird.
Bei den wenigen Patienten, die im Zusammenhang mit dem Binge-Eating kaum unter psychischen Begleiterscheinungen (Depressionen, Angstzustände etc.) leiden, sind die Ergebnisse beachtlich und sogar mit Resultaten komplexerer Therapieformen vergleichbar. Aus diesem Grund ist sie auch für Menschen von großem Interesse, die an Binge-Eating leiden und eine große Unzufriedenheit mit ihrem Körper aufweisen. Auch wenn das Gewicht nicht in direkter Relation zur Schwere der Binge-Eating-Störung steht, so ist es doch von hinlänglicher Bedeutung für verschiedene medizinische Probleme, die Stimmung und das Selbstwertgefühl.
Die Beschränkung der Kalorienzufuhr, die traditionell bei dieser Therapieform vorgesehen ist, sollte abgeschwächt werden. Eine normale oder nur leicht kalorienreduzierte Kost scheint die beste Strategie zu sein, um Heißhungerattacken zu vermeiden. Natürlich ist von einer massiven und zu schnellen Gewichtsabnahme abzuraten, weil dann das Risiko einer erneuten Gewichtszunahme erhöht ist. Bei dieser Art Therapie gibt es keine Vorwürfe, wenn die Ernährungsempfehlungen nicht eingehalten werden. Hier setzt man eher auf die Planung der Mahlzeiten und einen gemeinsamen Ansatz. Es ist nicht ratsam, bestimmte Nahrungsmittel auszuschließen. Nützlich ist es dagegen, die Patienten zu ermutigen, die Verzehrmenge im Hinblick auf ihre eigenen Bedürfnisse anzupassen.

Die dialektische Verhaltenstherapie

Diese Therapieform wurde ursprünglich zur Behandlung von Borderline-Störungen entwickelt. Sie hat eine nachgewiesene Wirkung gegen Binge-Eating. Hier geht es stärker als bei der kognitiven Verhaltenstherapie um die Kontrolle der Gefühle und den Umgang mit dem Leid. Sie ist besonders geeignet, wenn das Binge-Eating zusammen mit einem impulsiven Charakter auftritt. Diese Form der Therapie hat sich als genauso wirksam wie die kognitive Verhaltenstherapie erwiesen, wenn es um den Rückgang der Heißhungerattacken, der Sorgen in Bezug auf die Ernährung und das Gewicht geht. Doch im Hinblick auf Gewichtsreduktion, Depressionen und Angstzustände hat sie bis dato keine eindeutigen Resultate erbracht.

Die Psychoedukation

Die psychoedukative Behandlung einer Binge-Eating-Störung zielt darauf ab, über die Krankheit zu informieren, um ein besseres Verständnis zu erreichen und so konkrete Hilfsmittel zum Umgang damit an die Hand zu bekommen. Hier geht es um grundsätzliche Aspekte wie die Veranlagung, die Essanfälle auslösenden Faktoren, die negativen Folgen drastischer Diäten und die wirksamsten Methoden zur Gewichtsregulierung. Die Interventionen beschränken sich auf das Erklären der Symptome, ohne dass es dabei um Strategien zur psychischen Beeinflussung riskanter Verhaltensweisen ginge (im Gegensatz zur Psychotherapie).

Die Psychoedukation hat sich als wirksam erwiesen bei der Vorbeugung von Krisen und impulsivem Essverhalten. Eine Wirkung auf das Körperbild, die Sorgen, die depressiven Symptome und das Gewicht ist noch umstritten. Unter Berücksichtigung dieser Erkenntnisse kamen Studien zu dem Schluss, dass Psychoedukation eine Art Basistherapie darstellt, die nützlich sein kann, wenn sie mit komplexeren Behandlungsmethoden kombiniert wird. Dafür wären jedoch weitere Studien mit Kontrollgruppen nötig.

Die Methoden, die auf dem Achtsamkeitsprinzip basieren

Meditieren, Techniken zum Aushalten der Verzweiflung, bewusste Ernährung und das Akzeptieren der eigenen Gefühle – all das sind Techniken, die zu einem Rückgang der Heißhungerattacken führen. Ob sie auch beim Abnehmen helfen, ist strittig. Achtsamkeit bedeutet auch, im gegenwärtigen Moment Kontakt zu seinem Verhalten und seinen Gefühlen aufzunehmen und die Empfindungen urteilsfrei zu akzeptieren. Das soll helfen, starke Gefühle besser zu erkennen und zu steuern und ganz intuitiv zu essen, indem man besser auf seinen Körper hört.

Die interpersonelle Therapie (IPT)

Dieser Ansatz schaut auf die zwischenmenschlichen Beziehungen, die eine Rolle spielen könnten bei der Neigung zu Essstörungen und ihrem Fortbestand. Ziel der Therapie sind ein Ausbau der sozialen Interaktionen und eine bessere Konfliktfähigkeit. Auch wenn nicht unbedingt das Essverhalten im Mittelpunkt steht, kann diese Therapieform nützlich sein, da sie sich mit den Problemen befasst, welche bei einem Binge Eater eine Heißhungerattacke auslösen können. Man geht davon aus, dass sie besonders bei den Menschen von Nutzen sein kann, bei denen eine negative Stimmung einer der Hauptauslöser für Heißhungerattacken ist.

Die medikamentöse Behandlung

Obwohl sie nicht so wirksam wie eine Psychotherapie sind, können Arzneimittel trotzdem bei der Behandlung der Begleitsymptome einer Binge-Eating-Störung helfen. Antidepressiva sind die am besten erforschten Mittel bei der Behandlung der Binge-Eating-Störung. Ihre Wirksamkeit ist erwiesen, insbesondere im Bezug auf den Impuls, sich zu überessen. Die am häufigsten eingesetzten Antidepressiva nehmen Einfluss auf den Serotoninspiegel und gehören zur Familie der SSRI, zum Beispiel das Medikament Prozac (Fluoxetin).[38]

Bestimmte Appetithemmer wie Topiramat (das ursprünglich als Antikonvulsivum entwickelt wurde) sind ebenfalls im Hinblick auf ihre Wirkung gegen die Symptome von Binge-Eating erforscht worden. Manche von ihnen haben eine positive Wirkung gezeigt wie einen Rückgang der Heißhungerattacken. Und ihre Einnahme hat zu einem Gewichtsverlust geführt, wenn die Binge-Eating-Störung mit Adipositas einherging.[39] Doch es wird auch von verschiedenen Nebenwirkungen berichtet (Kopfschmerzen, Schläfrigkeit), weshalb weitere Langzeitstudien notwendig sind.

Ein neuer Ansatz, der gegenwärtig von Pharmaunternehmen erforscht wird, ist die Verwendung eines Arzneistoffes mit dem Handelsnamen Elvanse (Lisdexamfetamindimesilat), das hauptsächlich zur Behandlung von ADHS entwickelt wurde. Laut einiger Vorstudien könnte dieses Arzneimittel helfen, Heißhungerattacken zu steuern, indem es die Impulsivität und die Aufmerksamkeit beeinflusst.[40] Da ADHS häufig mit Binge-Eating einhergeht, fällt es leicht, die fragliche Verbindung nachzuvollziehen. Doch die Forschungen dazu befinden sich noch im Anfangsstadium.

Die bariatrische Chirurgie

Laut aktuellen Empfehlungen handelt es sich bei bariatrischen Eingriffen um eine Behandlung, die bei schwerer Adipositas angezeigt ist (BMI ≥ 40 oder BMI ≥ 30 mit Komorbidität). Es handelt sich dabei nicht um Eingriffe, die gezielt für adipöse Menschen mit einer Binge-Eating-Störung entwickelt wurden, doch sie können die Stimmung verbessern und sich so als Schutzfaktor gegenüber der Anfälligkeit für erneute Heißhungerattacken erweisen. Das macht sie zu einer sinnvollen Option bei schwerer Adipositas in Folge einer Binge-Eating-Störung. Es gibt Studien, die belegen, dass Menschen, die an einer Binge-Eating-Störung leiden, genauso viel Gewicht verlieren und das erreichte Gewicht auch halten wie Adipositas-Patienten ohne eine solche Störung. Andere Studien haben jedoch herausgefunden, dass eine Binge-Eating-Störung mit erhöhten Risiken einhergeht, als da wären: postoperative Komplikationen, eine weniger ausgeprägte Gewichtsabnahme und eine größere Wahrscheinlichkeit, das verlorene Gewicht wieder zuzunehmen. Die Entscheidung basiert also auf der persönlichen Situation der Betroffenen, und es ist dringend anzuraten, einen solchen Eingriff mit einer Langzeittherapie zu verknüpfen, um die Erfolgsaussichten der Behandlung zu erhöhen. Festzuhalten ist, dass eine Gewichtsabnahme immer davon abhängt, ob es nach dem Eingriff zu weiteren Heißhungerattacken kommt.

Ich hatte eine schwere Kindheit: Für dicke Kinder gibt es keine Gnade. Die anderen Kinder und sogar die Erwachsenen bemerken die Wunden gar nicht, die ihre Witze und unschuldigen Bemerkungen, mit denen Dicke tagtäglich konfrontiert werden, hinterlassen. Ich habe mich für den Humor entschieden, um mich abzugrenzen und diesem Schicksal zu entkommen. Ich hätte mich auch für etwas anderes entscheiden können: Gewalt, Selbstmitleid oder Verdrängung. Letzteres ist jedoch am schwersten, denn die Wahrheit springt einem ins Gesicht, sobald man an einem Spiegel vorbeikommt. Andere Reizthemen waren Sport, Sportunterricht, die Klapptische im Flugzeug, Kleidung, die einfach nicht passen will, außer die in der gleichen Farbe wie die Sofakissen, Münzen am Boden, die man nicht zu sehen vorgibt, und natürlich die Sitzbank im

Restaurant, wo einen der Tisch entzwei sägt, aber natürlich sagt man trotzdem: »Nein, schon gut, alles in Ordnung ...«

Ein Binge-Eater kann nichts verbergen und nicht so tun als ob, das unterscheidet uns von anderen Suchtkranken. Man sieht es auf den ersten Blick, auch wenn du eine Diät-Cola zu den Pommes bestellst ...

Als sich mir die Option eines bariatrischen Eingriffs bot, habe ich gezögert. Ich sollte doch in der Lage sein, selbst mit dieser Abhängigkeit umzugehen, und nicht erst durch eine OP. Dann ist mir klar geworden, dass es ein Geschenk des Lebens war und nicht ein Scheitern meinerseits bedeutet.
Seit der Operation vor nunmehr neun Monaten hat sich viel verändert. Ich habe mehr als 40 Kilogramm abgenommen, statt fünf Insulininjektionen täglich bin ich bei null, ich habe dreimal neue Kleidung gekauft. Ich bin reicher, weil ich jetzt in der Lage bin, 25-Cent-Stücke und Dollarmünzen aufzuheben, die zu Boden gefallen sind, und ich wähle im Restaurant immer die Sitzbank ...

Damit ist nicht alles geregelt, aber ja, mein Leben ist schöner. Jeden Tag werde ich mir meines neuen Status ein wenig bewusster, der Bemerkungen in meinem Umfeld, der Auswahl an Hosen und natürlich meiner Beziehung zu Spiegeln, die sich eindeutig verbessert hat. Ich glaube an die persönliche Entwicklung, ich glaube ans Leben, und vor allem glaube ich, dass man den Geschenken des Lebens gegenüber offen sein muss.

Réal

Verschiedene unserer Patienten mit einer Binge-Eating-Störung planen einen chirurgischen Eingriff oder haben ihn durchführen lassen. Eine durchaus erwägenswerte Option, wenn die Adipositas auf kurze Sicht das Leben der Betroffenen bedroht. Dann handelt es sich um einen Notfall, und eine klassische Gewichtsreduktion könnte angesichts der Gefahr zu lange dauern.
Wir hatten Gelegenheit, Patienten zu treffen, die einen solchen Eingriff zweimal erlebt haben, beim ersten Mal ohne Begleitung von außen. Wenn sie nicht gelernt haben, anders auf ihre Gefühle zu reagieren als mit Heißhungerattacken, beginnt der Albtraum von Neuem, trotz der Magenverkleinerung. Der Magen wird wieder größer, zudem können bei jedem Anfall Schmerzen und Erbrechen auftreten. Ganz zu schweigen von den möglichen Komplikationen eines operativen Eingriffs bei einem Menschen, dessen Gesundheit bereits angeschlagen ist.
Ein chirurgischer Eingriff ist also eine ultimative Behandlungsmöglichkeit für den Fall, dass das Übergewicht zu lebensgefährlichen Gesundheitsproblemen führt. Wichtig ist zu verstehen, dass es sich nicht um ein Wundermittel handelt, und wenn das zugrunde liegende Problem nicht im Rahmen einer Therapie angegangen wird, ist es sehr wahrscheinlich, dass es wieder auftaucht. Manche Krankenhäuser verlangen deshalb, dass der OP-Kandidat seit mindestens zwei Jahren in psychologischer Behandlung ist, um an dem Problem zu arbeiten, das dem Übergewicht zugrunde liegt.

Fassen wir zusammen

Für Patienten, die an Binge-Eating leiden, steht eine steigende Zahl von Behandlungsmethoden zur Verfügung. Mithilfe der kognitiven Verhaltenstherapie und der interpersonellen Therapie gehen die Episoden exzessiven Essens auf kurze und auf lange Sicht zurück. Deshalb werden sie als ideale Behandlungsformen für Binge-Eating angesehen. Weitere hilfreiche Ansätze sind die Verhaltenstherapie in Kombination mit einer Gewichtsreduktion, der auf Achtsamkeit beruhende Ansatz und die dialektische Verhaltenstherapie. Diese Behandlungsformen bewirken einen Rückgang der Heißhungerattacken, bringen aber unterschiedliche Ergebnisse bei der damit verbundenen Gewichtsreduktion. Antidepressiva können sich bei der Behandlung von Binge-Eating in bescheidenem Umfang als nützlich erweisen – vor allem bei der Behandlung der damit verbundenen depressiven Symptome. Die Langzeitwirkung ist jedoch nicht erforscht. Und schließlich kann man einen chirurgischen Eingriff am Magen ins Auge fassen. Das gilt für Menschen, die von Binge-Eating in Verbindung mit starker Adipositas betroffen sind und bei denen aufgrund der Schwere des Übergewichts Komplikationen auftreten, die aber nicht auf die erwünschte Weise auf eine Psychotherapie oder die Gabe von Arzneimitteln reagiert haben. Kurz gesagt wurden in jüngster Zeit bedeutende Fortschritte gemacht bei der Behandlung von Binge-Eating, doch weitere Forschungen sind notwendig.

Das Binge-Eating hat sich in mein Leben geschlichen, als ich Anfang dreißig war. Es war nach einer Zwillingsschwangerschaft, einer Phase, in der ich viel Wert auf die Qualität der Ernährung gelegt hatte. Mit der gleichen Entschlossenheit bin ich auch die folgenden vierzehn Monate angegangen, in denen ich meine Jungen gestillt habe. Ich wollte ihnen das Beste mitgeben. Auch wenn ich keinen Druck verspürte, so zu leben, und nicht den Eindruck hatte, mich aufzuopfern, hatte ich doch bestimmte Kontrollmechanismen in mein Leben aufgenommen und einige Essensverbote aufgestellt, die sich nach und nach in mir verfestigt haben. Die Monate nach Beendigung des Stillens waren für mich wie eine Lockerung dieses Drucks. Jeden Abend saß ich mit meiner Tüte Chips und meiner Schokolade vor dem Fernseher, eine Art »Belohnung« und eine Flucht aus diesem neuen Dasein als Mama, das ich toll fand, das ich auf die Reihe brachte, das mich aber auch mit Herausforderungen und neuen Aufgaben konfrontierte. Da ich nie darauf geachtet hatte, was und wie viel ich aß, fand ich mich mit einem Körper und einem Unwohlsein wieder, die ich vorher nicht gekannt hatte. Ich hatte die Orientierung verloren. Nach mehreren Monaten in dieser Abwärtsspirale beschloss ich, mich bei Change vorzustellen, wo man sich auf Essstörungen spezialisiert hatte.

Die individuelle Therapie, die ich über mehrere Monate machte, war eine große Hilfe für mich, um die destruktiven Verhaltensweisen zu erkennen, doch ich glaube, dass auch die Gruppentreffen mich sehr unterstützt haben. Thematisiert wurden hier das Selbstwertgefühl, mangelhafte Körperbilder und das begrenzte Selbstvertrauen. Sich mit Frauen auszutauschen, die ähnliche Kämpfe durchmachten wie ich, hat dazu geführt, dass der Druck oder auch das Unwohlsein nachließen, die ich empfand, als ich mit dieser Störung, die Binge-Eating ja ist, noch isoliert war.

Ich wollte dahin kommen, Frieden zu schließen mit dieser Krankheit, die immer in mir schlummern wird. Um nicht auf ihre Kosten zu leben. Um das Glück und das Wohlergehen wiederzufinden, gesund zu leben und zu essen. Um meinen Kindern ein inspirierendes Beispiel zu sein, frei von Abhängigkeiten, damit auch sie Freude daran haben würden, sich gesund zu ernähren, ganz ohne Druck und Verbote.

Im Gepäck habe ich jetzt verschiedene Tricks, um mich zu unterstützen:

- Die Mahlzeiten des Tages planen, um vorbereitet zu sein, wenn die schicksalhafte Stunde der Mahlzeiten schlägt, und um falsche Entscheidungen zu vermeiden, die nur zu Reue und Vorwürfen führen.
- In regelmäßigen Abständen essen. Ich habe immer einen gesunden Snack zur Hand, wodurch vermieden wird, dass ich bei den Mahlzeiten zu ausgehungert bin und dann größere Mengen verzehre.
- Bewegung: Joggen und Yoga, aber ohne zu übertreiben; ich will nur etwas tun, denn ich weiß und fühle, dass mir das sehr guttut. Und wenn ich damit mal aussetze, spüre ich das dringende Bedürfnis, es wieder zu machen, auch für die körperliche Ausgeglichenheit, aber vor allem für die psychische.

Inzwischen erkenne ich auch die Situationen, die mich anfällig für einen Rückfall machen. Und wenn bestimmte Episoden gelegentlich wieder hochkommen, halte ich mich an die Vorgehensweisen, die ich in der Therapie gelernt habe, und mit deren Hilfe ich schnell wieder auf den richtigen Weg finde.

Claudianne

Unterstützung durch Angehörige

Wenn jemand an einer Essstörung leidet, ist die ganze Familie involviert. Partner, Kinder, Eltern und Freunde müssen Betroffene unterstützen, damit sie sich für ihre Heilung einsetzen. Sie sollten daran denken, dass nicht dem Essen Ihre Interessen am Herzen liegen, sondern dass SIE es lieben zu essen! Im Anschluss finden Sie Empfehlungen für Ihr Umfeld, damit man Ihnen beim Rückgang der Symptome zur Seite stehen kann.

Binge-Eater besser unterstützen

1. **Vermeiden Sie Bemerkungen über Gewicht und Aussehen.**

Auch wenn jemand, der an einer Essstörung leidet, Sie danach fragt, ist es nie wirklich hilfreich, Gewicht oder Aussehen zu kommentieren, ob nun auf positive oder negative Art. Vermeiden Sie übrigens auch, Ihr eigenes Gewicht oder Ihr Aussehen zu kommentieren. Denken Sie auch immer daran, dass es sich nicht um ein Gewichtsproblem handelt, denn selbst wenn der Betroffene abnimmt, verschwindet die Essstörung nicht automatisch. Das Gewicht ist nur die Spitze des Eisbergs! Sagen Sie eher: »Wie geht's? Erzähl mir doch, was du gerade erlebst.«

2. **Vermeiden Sie es, sich bei einer Heißhungerattacke oder einem Kompensationsversuch einzumischen.**

Einem geliebten Menschen einfach die Chipstüte wegzunehmen,

wird die Krise nicht beenden, im Gegenteil: Das ermutigt nur dazu, sich allein und heimlich dem Esszwang hinzugeben. Das Gleiche gilt, wenn jemand sich erbricht oder das Geschehene auf andere Weise zu kompensieren versucht: An die Badezimmertür zu klopfen wird diesen Jemand nur weiter von Ihnen entfernen. Sagen Sie eher: »Ich habe den Eindruck, dass es für dich gerade schwierig ist. Willst du darüber reden? Wenn du dazu keine Lust hast, würde es dir helfen, wenn wir rausgehen und etwas unternehmen? Ich bin für dich da.«

3. **Nehmen Sie sich Zeit, sich über die Krankheit zu informieren, werden Sie zum Experten.**

Ein Urteil ist schnell gefällt, wenn man selbst ein »normaler« Esser ist, ein geliebter Mensch aber anscheinend sehr lange braucht, um sich von einer Essstörung zu erholen. Ihnen kommt das so leicht vor, warum kann der oder die andere dann nicht auch normal essen? Doch es handelt sich hier um eines der am schwersten zu behandelnden Probleme der geistigen Gesundheit. Nehmen Sie sich Zeit nachzulesen oder zu einem Treffen einer Selbsthilfegruppe für Angehörige zu gehen*. Das wird Ihnen helfen zu verstehen, wie hart der Kampf ist, den der Ihnen nahestehende Mensch führt.

4. **Tragen Sie nicht allein die Last der Verantwortung!**

Wenn ein Nahestehender sich Ihnen wegen einer Essstörung anvertraut, nehmen Sie es nicht hin, die Last dieses Geheimnisses

* Wenden Sie sich an die BZgA (Bundeszentrale für gesundheitliche Aufklärung). Hier finden Sie Beratungsangebote in Ihrer Nähe.

allein zu tragen. Diese Krankheit kann bedeutende Konsequenzen für die psychische Gesundheit des Betroffenen haben, manchmal kann sie sogar sein Leben gefährden. Das Kleinreden der Symptome ist ebenfalls Teil dieser Erkrankung, ein Betroffener mag sich also nicht immer der Schwere seines Zustands bewusst sein. Ermutigen Sie ihn, mit seinem Arzt über dieses Problem zu reden, mit seiner Umgebung. Raten Sie ihm dazu, sich einen Psychologen zu suchen. Wenn der Betroffene Suizidgedanken hat, sollten Sie auf jeden Fall um Hilfe bitten, zum Beispiel können Sie rund um die Uhr die Telefonseelsorge unter der kostenlosen Nummer 08 00 / 11 10-1 11 oder -2 22 anrufen.

5. **Vermeiden Sie es, den Retter zu spielen.**

Aus verschiedenen Gründen versuchen (Ehe-)Partner manchmal, selbst die Menschen zu retten, die an einer Essstörung leiden. Das mag am Anfang gut fürs Selbstwertgefühl sein, doch das wird nicht zu einer dauerhaften Veränderung führen, da Sie kein Therapeut sind, auch wenn Sie die Probleme Ihres Partners/Ihrer Partnerin genau verstehen. Schlimmer noch, Sie könnten die Paarbeziehung durch Lügen und negative Gefühle vergiften. Ermutigen Sie Ihren Partner/Ihre Partnerin dazu, sich selbst um sich zu kümmern, vor allem aber dazu, sich Hilfe zu suchen. Unterstreichen Sie auch kleine Fortschritte, und nähren Sie Ihre Vertrautheit, indem Sie sich gegenseitig von Ihren Gefühlen erzählen, genau wie von Ihrer Verletzlichkeit.

Kurze Zusammenfassung

Wenn Sie an einer Binge-Eating-Störung leiden, so sind Sie nicht die/der Einzige. Es gibt zunehmend Möglichkeiten, sich helfen zu lassen, um geheilt zu werden.

Es ist wichtig, Nahestehende über Essstörungen aufzuklären, wenn Sie von ihrer Seite angemessen unterstützt werden wollen.

Nehmen Sie sich Zeit dafür, die Begleiterscheinungen und Ursachen von Binge-Eating einzuschätzen und zu therapieren (ADHS, Depressionen, sexueller Missbrauch, Persönlichkeit etc.).

Zum Schluss

Was uns motiviert

Sich aufzuraffen, ein Problem anzugehen, das seit Langem da ist, kann einem manchmal vorkommen, als wolle man die Sonne aus den Angeln heben! Doch empfänglich zu sein für die körperlichen Konsequenzen einer Essstörung und sich Zeit zu nehmen, um zu erkennen, an welcher Essstörung man leidet, kann die Entschlossenheit nur stärken, etwas zu ändern.

Damit es gelingt, die Heißhungerattacken zu zügeln, ist es wichtig, in die Waagschale zu werfen, was Sie das kostet, und was es Ihnen bringt, auf kurze und auf lange Sicht. Es kann zum Beispiel ziemlich lästig sein, Zwischenmahlzeiten vorzubereiten und mitzunehmen, doch weniger störend, als zu erleben, wie das Übergewicht oder der hohe Druck uns bei unseren täglichen Verrichtungen behindert. Im Anschluss eine Tabelle, mit deren Hilfe Sie Ihre persönliche Motivation überdenken können.

Vor- und Nachteile von Veränderungen

Vorteile, wenn ich mein Essproblem angehe		Nachteile, wenn ich mein Essproblem angehe	
Auf kurze Sicht:	Auf lange Sicht:	Auf kurze Sicht:	Auf lange Sicht:

Stellen Sie sich von heute an folgende Frage:

Welche Herausforderungen bestehen angesichts der Veränderungen, und welche Lösungen lassen sich finden?

Herausforderungen	Lösungen

Sie fragen sich jetzt vielleicht, wo Sie beginnen sollen ... Dieses Buch enthält in der Tat viele Informationen, und Sie werden es zweifelsohne noch einmal lesen müssen, um unsere Ratschläge in die Tat umsetzen zu können. Um Ihnen bei Ihren ersten Schritten zu helfen, zum Abschluss hier eine Zusammenfassung unserer besten Strategien!

Unsere zehn besten Strategien

1. **Wenden Sie die 3-3-3-Regel an.**
Ziel ist es, drei ausgewogene Hauptmahlzeiten und drei Zwischenmahlzeiten pro Tag zu sich zu nehmen, und nie mehr als ungefähr drei Stunden nicht zu essen.

2. **Führen Sie ein Ernährungstagebuch, in dem Sie auch Ihre Gefühle festhalten.**
Es ist wichtig zu verstehen, was genau bei Ihnen die Kontrollverluste auslöst. Ist es Einsamkeit, Langeweile, Angst? Hat man erst einmal die Gefühle identifiziert, welche die Krisen auslösen, versucht man, besser mit ihnen zurechtzukommen, indem man sie durch Handlungen ersetzt, die in Ihrem Interesse sind. In Anhang 2, Seite 214, finden Sie eine Auflistung zur Inspiration.

3. **Erstellen Sie eine Liste problematischer Lebensmittel.**
Dabei kann es sich um Schokolade handeln, um Chips, um Eiscreme etc. Zu Beginn verbannt man die Lebensmittel, die zu den wöchentlichen Kontrollverlusten führen. Haben die Krisen einmal nachgelassen, setzt man einige der problematischen Lebensmittel wieder auf den Speiseplan, aber erst einmal nur in einer sicheren Umgebung. Zum Beispiel isst man bei Freunden ein Stück Käsekuchen, ist aber im Anschluss nicht versucht, den restlichen Kuchen zu vertilgen, weil man keinen Zugang dazu hat. Im Lauf der Monate kann man dann diese problematischen Lebensmittel auch zu Hause wieder einführen.

4. **Lernen Sie, sich zu behaupten.**
Menschen, die an Binge-Eating leiden, fällt es oft schwer, ihren Standpunkt zu vertreten. Indem man daran arbeitet, seine Gefühle einzusetzen, um angemessen zu äußern, was man denkt, lernt man, besser mit den Krisen umzugehen.

5. **Meiden Sie Diäten.**
Strenge Diäten führen zu Übergewicht, weil unser natürliches

Gewicht sabotiert wird. Setzen Sie auf eine normale Ernährung, und achten Sie vor allem sorgfältig auf sich.

6. **Achten Sie auf körperliche Betätigung.**
Bewegung ist ganz sicher Teil der Lösung, und zwar unabhängig von der körperlichen Fitness. Körperliche Betätigung setzt Endorphine frei und hebt dadurch die Stimmung. Und das führt zu einer besseren Beziehung zum Essen und zu Ihrem Körper.

7. **Holen Sie sich Unterstützung.**
Ernährungsberater, eine Patin oder ein Pate, Psychologen, Sozialarbeiter und Ärzte gehören zu den Menschen, die Ihnen entscheidend bei Ihrem Vorhaben helfen können! Außerdem ist die Unterstützung des Partners/der Partnerin und der Familie nötig, um die Ergebnisse zu verbessern.

8. **Ernähren Sie sich bewusst.**
Wenn Sie sich hinsetzen und jeden Bissen genießen, profitieren Sie vom Hier und Jetzt. Sie sind es sich schuldig, darauf zu verzichten, hastig und im Stehen zu essen, denn etwas herunterschlingen, ohne es zu genießen, ist nicht achtsam oder bewusst. Während einer Heißhungerattacke isst man zweieinhalb Mal schneller als normal! Achten Sie auf den Unterschied, wenn Sie sich keine Beschränkungen auferlegen und auch keine negativen Gefühle mithilfe von Essen ersticken.

9. **Setzen Sie sich realistische Ziele.**
Die meisten Patienten kommen mit dem Wunsch abzunehmen zur Beratung. Manche hätten sogar gern die Figur wieder, die sie

mit zwanzig hatten. Als Erstes muss man sich bewusst machen, dass eine Gewichtsabnahme wahrscheinlich ist, wenn man aufhört, seine Gefühle hinunterzuschlucken und das zwanghafte Essen beendet. Dann geht es auch ohne verringerte Kalorienzufuhr. Oberstes Ziel sollte jedoch nicht die Gewichtsabnahme sein, sondern eine Verbesserung der Einstellung zum Essen und vor allem zu sich selbst. Vermeiden wir es also, gleich zu Beginn ein Wunschgewicht zu definieren.

10. **Stehen Sie zu sich.**
Das Selbstwertgefühl ist bei Menschen mit Essstörungen schwer beeinträchtigt. Wenn man lernt, sich zu vertrauen, sich selbst gegenüber mitfühlend zu sein, statt sich ständig zu kritisieren, und auf seine körperlichen und psychischen Stärken zu achten, dann achtet man auch gleich besser auf seine Ernährung.

Es ist ein schwerer Kampf, von einer Essstörung loszukommen oder auch nur den Heißhungerattacken zu widerstehen, die eine Antwort auf emotionale Bedürfnisse sind. Sie werden dafür Zeit und Hilfsmittel brauchen. Sie müssen das nicht allein schaffen. Sprechen Sie mit Ihren Angehörigen, lassen Sie nicht zu, dass Scham und Schuldgefühle Sie isolieren. Wenn Sie das Bedürfnis verspüren, nehmen Sie an Treffen von Selbsthilfegruppen teil, und suchen Sie sich Spezialisten, die Sie auf Ihrem Weg begleiten.

Alles Gute,
Isabelle und Catherine

Anhang 1: Die verschiedenen Essstörungen

Unter dem Begriff Esstörungen fasst man eine große Gruppe von Zuständen zusammen, die gekennzeichnet sind durch eine ungesunde Beziehung zur Nahrung, zum Körpergewicht oder zum Körperbild. Und sie alle haben schlimme Konsequenzen für die körperliche Gesundheit und das psycho-soziale Erleben. Zu dieser Gruppe gehören verschiedene Störungen und Verhaltensmuster, allesamt sehr komplex. Die Ursachen sind nicht immer eindeutig. Gemeinsam sind den Betroffenen jedoch ein schwaches Selbstwertgefühl, Ängste und das Empfinden von Einsamkeit.

Am bekanntesten unter den Essstörungen sind die Magersucht und die Bulimie oder Ess-Brech-Sucht. Die verschiedenen Störungen werden im DSM-5 vorgestellt, der fünften Auflage des Diagnostischen und Statistischen Manuals, das von der APA herausgegeben wird, der *American Psychiatric Association.*

Erwähnenswerte Fakten

- Essstörungen treten oft im Verlauf der Pubertät auf, können aber auch in jedem anderen Lebensabschnitt beginnen.
- Bulimie und vor allem Binge-Eating-Störung beginnen meist

etwas später als die Magersucht, also vorwiegend im späteren Jugendalter und jungen Erwachsenenalter.

- Mischformen treten bei Essstörungen am häufigsten auf. Mehr als die Hälfte der Patientinnen und Patienten, die wegen einer Essstörung in Behandlung sind, erfüllen nicht die Kriterien einer »reinen« Magersucht, Bulimie oder Binge-Eating-Störung.
- Fast die Hälfte der Mädchen und ein Fünftel der Jungen im Alter von 15 Jahren empfindet sich als zu dick, obwohl sie normalgewichtig sind.
- Mädchen und Frauen sind bei allen Formen von Esstörungen häufiger betroffen als Jungen und Männer.
- Etwa ein Fünftel der Kinder und Jugendlichen in Deutschland im Alter von 11 bis 17 Jahren zeigt Symptome von Essstörungen.
- Von etwa 1000 Frauen (betrachtet pro Jahr) im Alter von 12 bis 35 Jahren leiden etwa 5 bis 12 an Bulimie.

Quelle: Bundeszentrale für gesundheitliche Aufklärung (BzgA)

Magersucht (Anorexia nervosa)

Menschen, die an Magersucht leiden, haben vor allem große Angst vor dem Zunehmen. Und sie haben eine verzerrte Wahrnehmung ihres Körpers. Sie sind überzeugt, Übergewicht zu haben, auch wenn sie untergewichtig sind. In der Regel halten sie Diät und machen viel Sport, können geradezu besessen Kalorien zählen und sich nur winzige Mengen ganz bestimmter Nahrungsmittel zugestehen. Konfrontiert man einen von Magersucht Betroffenen mit den Fakten, negiert er das Problem sehr häufig. Da sie sehr geschickt darin sind, ihre Erkrankung zu verbergen, kann diese bedrohliche Ausmaße annehmen, bevor jemand etwas merkt. Wird sie nicht behandelt, kann eine Magersucht zu schweren Komplikationen führen wie zu Unterernährung und einer Insuffizienz bestimmter Organe. Die meisten Behandelten nehmen jedoch das verlorene Gewicht wieder zu, und auch die körperlichen Probleme verschwinden dann wieder.

Diagnostische Kriterien einer Magersucht

* Die Energiezufuhr ist im Verhältnis zum Bedarf eingeschränkt, was zu einem für das jeweilige Alter, das Geschlecht und die Entwicklungskurve sehr niedrigen Körpergewicht führt und die geistige Gesundheit beeinträchtigt.
* Ausgeprägte Angst davor zuzunehmen, dick zu werden – oder ein andauerndes Verhalten, das eine Gewichtszunahme verhindert, obwohl das Körpergewicht bereits sehr niedrig ist.
* Eine verzerrte Wahrnehmung des eigenen Körpergewichts oder ein übermäßiger Einfluss des Gewichts auf das Selbstwertgefühl oder die Weigerung, die extreme Magerkeit anzuerkennen.

Unterformen der Magersucht

* Restriktiv: Im Lauf der letzten drei Monate hat der Betroffene keine wiederholten Anfälle von Bulimie oder kompensatorische Maßnahmen gezeigt (absichtlich herbeigeführtes Erbrechen oder Verwendung von Abführmitteln, Diuretika und Einläufen). Diese Unterform beschreibt Fälle, in denen der Gewichtsverlust vorrangig durch eine strenge Diät erreicht wird, durch Fasten oder übermäßigen Sport.
* Purgativ (zusammen mit Bulimie oder kompensatorischem Verhalten): Im Lauf der letzten drei Monate hat der Betroffene wiederholte Anfälle von Bulimie oder kompensatorischem, »reinigendem« Verhalten gezeigt (absichtlich herbeigeführtes Erbrechen oder Verwendung von Abführmitteln, Diuretika und Einläufen).

Einordnung der Schwere der Erkrankung

Die Einstufung des Schweregrads basiert bei Erwachsenen auf dem errechneten BMI, dem Body Mass Index, und bei Kindern und Jugendlichen auf dem Perzentil des BMI. Die unten angegebenen Kategorien stammen von der Weltgesundheitsorganisation WHO und sollen helfen, den Schweregrad des Untergewichts bei Erwachsenen einzuordnen.

Schwach: BMI → 17 kg/m^2

Mäßig: BMI 16 bis 16,66 kg/m^2

Schwer: BMI 15 bis 15,99 kg/m^2

Extrem: BMI < 15 kg/m^2

Bulimie (Ess-Brech-Sucht oder Bulimia nervosa)

Menschen, die an Bulimie leiden, erleben Phasen, in denen sie große Nahrungsmengen verzehren (dieses Phänomen nennt man Hyperphagie). Hauptmerkmal dieser Störung ist, dass sich die Betroffenen nach einer solchen Krise erbrechen, Abführmittel einnehmen, fasten oder rigoros Sport treiben, um das übermäßige Essen zu kompensieren. Im Gegensatz zu Magersüchtigen haben Bulimiker häufig ein relativ normales Gewicht, doch sie haben ebenfalls eine starke Angst vor dem Zunehmen und ein verzerrtes Körperbild. Sie halten sich für »dick« und wollen verzweifelt abnehmen. Da sie sich schämen und von sich selbst angeekelt sind, werden sie sehr gut darin, ihr Essverhalten zu verbergen. Auf lange Sicht kann eine unbehandelte Bulimie zu schweren Gesundheitsproblemen führen, etwa zu Herzrhythmusstörungen, Blutungen in der Speiseröhre aufgrund der übermäßig dort präsenten Magensäure, Zahn- und Nierenproblemen.

Diagnostische Kriterien einer Bulimie

* Wiederkehrende Ess-Brech-Episoden, für die folgende Punkte bezeichnend sind:
  1. Essen einer Nahrungsmenge in einem abgegrenzten Zeitraum (zum Beispiel innerhalb von zwei Stunden), die deutlich größer ist als das, was die meisten anderen Menschen in einem ähnlichen Zeitraum unter ähnlichen Umständen essen würden.

2. Ein Gefühl des Kontrollverlustes während der Episode (der Eindruck, dass man mit dem Essen nicht aufhören kann oder nicht kontrollieren kann, was und wie viel man isst).

- Der Rückgriff auf unangemessene kompensatorische Maßnahmen mit dem Ziel, einer Gewichtszunahme vorzubeugen, wie das Herbeiführen von Erbrechen, der Missbrauch von Abführmitteln, Diuretika oder anderen Arzneimitteln, Fasten oder übermäßiger Sport.
- Die Episoden von Bulimie und anschließender ungeeigneter Kompensationsmaßnahme ereignen sich beide im Schnitt mindestens ein Mal pro Woche über mindestens drei Monate hinweg.
- Das Selbstwertgefühl hängt extrem vom Gewicht und der körperlichen Fitness ab.

Einordnung der Schwere der Erkrankung

Die Einstufung des Schweregrads basiert darauf, wie häufig unangemessene kompensatorische Maßnahmen ergriffen werden.

Schwach: Im Schnitt werden 1 bis 3 Mal pro Woche kompensatorische Maßnahmen ergriffen.
Mäßig: Im Schnitt werden 4 bis 7 Mal pro Woche kompensatorische Maßnahmen ergriffen.
Schwer: Im Schnitt werden 8 bis 13 Mal pro Woche kompensatorische Maßnahmen ergriffen.
Extrem: Im Schnitt werden 14 Mal pro Woche oder häufiger kompensatorische Maßnahmen ergriffen.

Andere Essstörungen

Es gibt Fälle, die den diagnostischen Kriterien einer Magersucht oder Bulimie nicht eindeutig zuzuordnen sind. Doch auch hier handelt es sich um Essstörungen.

- Atypische Anorexia nervosa: Alle Kriterien der Magersucht sind erfüllt, nur das Gewicht der Betroffenen liegt – trotz einer deutlichen Gewichtsabnahme – im Schnitt oder über dem Durchschnitt.
- Bulimie (mit weniger Episoden oder von begrenzter Dauer): Alle Kriterien der Ess-Brech-Sucht sind gegeben, doch die Episoden der Hyperphagie und die unangemessenen kompensatorischen Maßnahmen finden im Schnitt seltener als ein Mal pro Woche oder während einer begrenzten Dauer von unter drei Monaten statt.
- Bulimische Hyperphagie (aber weniger häufig oder von begrenzter Dauer): Alle Kriterien der bulimischen Hyperphagie sind gegeben, doch die Episoden hemmungslosen Essens treten im Schnitt seltener als ein Mal pro Woche auf oder nicht länger als drei Monate.
- Abführstörung: Periodische auftretendes Abführen mit dem Ziel, das Gewicht oder die körperliche Fitness zu beeinflussen (zum Beispiel durch Erbrechen oder Missbrauch von Abführmitteln, Diuretika oder anderen Arzneimitteln), ohne dass es dabei zu hyperphagen Episoden kommt.
- Nächtliche Essanfälle: Wiederkehrende Episoden nächtlichen Essens – dass man nachts aufsteht, um zu essen, oder nach dem Abendessen noch übermäßige Mengen an Nahrung ver-

zehrt. Die Störung wird nicht durch Veränderungen der Schlafzyklen oder der sozialen Normen verursacht, und auch nicht durch eine andere Essstörung oder andere psychische Probleme (darunter auch Alkohol- oder Drogenmissbrauch), und sie ist auch nicht auf eine andere medizinische Störung oder die Nebenwirkungen eines Medikaments zurückzuführen.

Formen zwanghaften Essens und mögliche Essstörungen

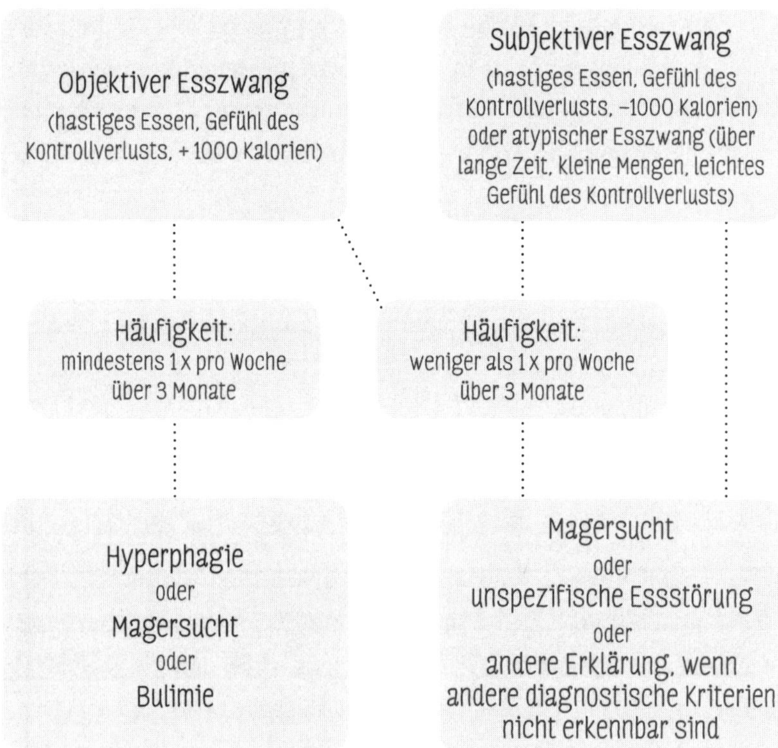

Die abgebildete Grafik führt die verschiedenen Typen von Esszwängen auf sowie die Essstörungen, die sich dahinter verbergen können. Nicht berücksichtigt werden hier die anderen diagnostischen Kriterien wie das Körpergewicht und die kompensatorischen Maßnahmen.
Ist Ihnen aufgefallen, dass man bei den meisten Essstörungen somit auch an einem Esszwang leiden kann?

Der SCOFF-Fragebogen

Dieser einfache Fragebogen wurde 1999 entwickelt.[41] Das Ausfüllen dauert nur wenige Sekunden. Mit seiner Hilfe kann man eine Schnelldiagnose zu Magersucht und Bulimie stellen. Wenn Sie in Summe mehr als zwei Fragen mit Ja beantworten, besteht das Risiko für eine Essstörung, und es ist ratsam, einen Spezialisten aufzusuchen.

		Ja	Nein
1.	Erbrechen Sie sich, wenn Sie sich unangenehm voll fühlen?		
2.	Machen Sie sich Sorgen, ob Sie die Kontrolle über die Mengen verloren haben, die Sie zu sich nehmen?		
3.	Haben Sie in letzter Zeit in weniger als drei Monaten mehr als 6 kg abgenommen?		
4.	Finden Sie sich zu dick, obwohl andere Sie für zu dünn halten?		
5.	Würden Sie sagen, dass Essen Ihr Leben bestimmt?		

Anhang 2: Liste der Gefühle

Aggressiv
Allein
Ambivalent
Angewidert
Ängstlich
Aufgeregt
Ausgeglichen

Belustigt
Besorgt
Bewundernd

Eifersüchtig
Eingeschüchtert
Empört
Enttäuscht
Erfreut
Erleichtert
Erniedrigt
Erstaunt

Gedemütigt
Gehetzt
Gelangweilt
Geliebt
Gestresst
Gleichgültig
Glücklich

Jämmerlich

Liebevoll

Machtlos
Misstrauisch
Müde

Nachtragend
Neidisch
Neugierig
Nutzlos

Reizbar

Schuldbewusst
Stolz

Tatendurstig
Traurig

Überrascht
Unentschlossen
Unsicher
Unverstanden
Unzufrieden

Verängstigt
Verlassen
Verlegen
Verletzt
Verliebt
Verraten
Verwirrt
Verwundbar
Verzweifelt

Zornig
Zurückgewiesen
Zuversichtlich

Anhang 3: Adressen und Ansprechpartner

Hilfsorganisationen und Anlaufstellen für die Behandlung von Essstörungen

Deutschland:

Bundeszentrale für gesundheitliche Aufklärung (BZgA)
Tel.: 02 21 / 89 20 31
www.bzga-essstoerungen.de

Bundesfachverband Essstörungen e.V. (BFE)
Tel.: 01 51 / 58 85 07 64
E-Mail: bfe-essstoerungen@gmx.de
www.bundesfachverband essstoerungen.de

ANAD e.V. Versorgungszentrum Essstörungen
Tel.: 0 89 / 21 99 73 99
E-Mail: beratung@anad.de
www.anad.de

Cinderella e.V. – Aktionskreis für Ess- und Magersucht
Tel.: 0 89 / 5 02 12 12
E-Mail: info@cinderella-beratung.de
www.cinderella-beratung.de

Psychotherapie-Informationsdienst (PID)
Tel.: 0 30 / 2 09 16 63 30
E-Mail: pid@psychologenakademie.de
www.psychotherapiesuche.de

Österreich:

Netzwerk Essstörungen
Tel.: 05 12 / 57 60 26
E-Mail: beratung@netzwerk-essstoerungen.at
www.netzwerk-essstoerungen.at

intakt Therapiezentrum für Menschen mit Essstörungen
Tel.: 01 / 22 88 77 00
E-Mail: office@intakt.at
www.intakt.at

sowhat. Kompetenzzentrum für Menschen mit Essstörungen
Tel.: 01 / 40 65 71 70
E-Mail: info@sowhat.at
www.sowhat.at

Schweiz:

Arbeitsgemeinschaft Ess-Störungen AES
Tel.: 0 43/ 4 88 63 73
E-Mail: beratung@aes.ch
www.aes.ch

Pro Juventute Beratung + Hilfe 147
Tel.: 1 47 (gebührenfrei)
E-Mail: beratung@147.ch
www.147.ch

Anhang 4: Ihr persönliches Ernährungstagebuch

Jetzt sind Sie an der Reihe! Führen Sie ein Tagebuch, das zu Ihrem bevorzugten Hilfsmittel werden wird, um wieder die Kontrolle über Ihre Gefühle und Ihr Essverhalten zu erlangen!

Uhrzeit und Anlass	Frühstück		
Grad des Hungers (0 bis 5)		Grad der Sättigung (0 bis 5)	
Was habe ich gegessen/getrunken?			
Gefühle			
Automatische Gedanken			
Kognitive Verzerrung			
Alternative Gedanken			

Uhrzeit und Anlass	Zwischenmahlzeit		
Grad des Hungers (0 bis 5)		Grad der Sättigung (0 bis 5)	
Was habe ich gegessen/getrunken?			
Gefühle			
Automatische Gedanken			
Kognitive Verzerrung			
Alternative Gedanken			

Uhrzeit und Anlass	Mittagessen		
Grad des Hungers (0 bis 5)		Grad der Sättigung (0 bis 5)	
Was habe ich gegessen/getrunken?			
Gefühle			
Automatische Gedanken			
Kognitive Verzerrung			
Alternative Gedanken			

Uhrzeit und Anlass	Zwischenmahlzeit		
Grad des Hungers (0 bis 5)		Grad der Sättigung (0 bis 5)	
Was habe ich gegessen/getrunken?			
Gefühle			
Automatische Gedanken			
Kognitive Verzerrung			
Alternative Gedanken			

Uhrzeit und Anlass	Abendessen		
Grad des Hungers (0 bis 5)		Grad der Sättigung (0 bis 5)	
Was habe ich gegessen/getrunken?			
Gefühle			
Automatische Gedanken			
Kognitive Verzerrung			
Alternative Gedanken			

Uhrzeit und Anlass	Zwischenmahlzeit		
Grad des Hungers (0 bis 5)		Grad der Sättigung (0 bis 5)	
Was habe ich gegessen/getrunken?			
Gefühle			
Automatische Gedanken			
Kognitive Verzerrung			
Alternative Gedanken			

Isabelles Danksagung

Ich danke dem gesamten Team des Verlags Editions de l'Homme, der die Originalausgabe dieses Buchs herausgebracht hat. Dort hat man nie aufgehört, an mich und meine zahlreichen Projekte zu glauben. Ein besonderer Dank geht an Judith Landry, weil sie meine Ziele unterstützt hat, und an Pascale Morgan, eine aufmerksame und strenge Lektorin, die uns während der ganzen Zeit mit viel Einfühlungsvermögen unter die Arme zu greifen wusste. Ich danke meiner Mitautorin Catherine, die das Buch durch ihre Recherchen perfekt vervollständigen konnte. Diese Recherchen zeugen von wissenschaftlicher Akribie und ihrer Sorgfalt bei der Zusammenstellung der aktuellsten Daten.

Danke an Katherine Robert, die während ihres Praktikums in meinem Unternehmen *Kilo Solution* mehrere Wochen damit verbracht hat, Studien zu sichten über die Einstufung von Essstörungen und die aktuellsten Behandlungsmethoden.

Danke an Ginette, Natacha, Julie, Eve-Marie, Claude und Réal, die mit ihren Erfahrungsberichten unsere Herzen und die unserer Leser berührt haben. Danke auch an Véro, die lange selbst an Essörungen litt, für das Korrekturlesen und die klugen Kommentare. Danke an meine Freundin Nancy, dass sie mich vor zwanzig Jahren mit diesem faszinierenden Thema bekannt gemacht hat.

Danke an Sophie Grégoire Trudeau, eine einflussreiche Frau, die ich für ihr so bedeutsames wie überzeugendes Geleitwort bewundere! Danke, Sophie, für das entgegengebrachte Vertrauen, von dem dieses Grußwort zeugt.

Vor allem aber danke ich den vielen Menschen, die mich konsultiert haben, um von ihren Esszwängen loszukommen. Sie haben meinen Ausführungen in diesem Buch das nötige Fundament gegeben.

Catherines Danksagung

Ich danke allen Mitarbeitern des Verlags Editions de l'Homme, dass sie die Relevanz dieses Projekts erkannt und mich dort so herzlich aufgenommen haben.

Ich danke Isabelle Huot, weil sie akzeptiert hat, zusammen mit mir an diesem Buch zu arbeiten, weil sie mir geholfen hat, meine Forschungsdaten verständlich zu formulieren, und weil sie diese tolle kreative Teamerfahrung ermöglicht hat.

Danke auch an D. L. und meine Kollegin Marie-Hélène Bertrand für die Durchsicht des Buches und die wertvollen Kommentare dazu.

Danke an Jean-Marie, Annick und Claudianne, die ihre Erfahrungen so authentisch und uneigennützig mit uns geteilt haben.

Danke an meine Liebsten, Patrick, William und Victoria, sowie an meine Eltern. Sie haben mich dazu gebracht, dieses ehrgeizige Projekt weiterzuverfolgen.

Und ich danke meinen Patienten, die sich genauso wie ich einbringen, um an der Welt von morgen zu arbeiten. Dieses Buch ist für Sie, und es wurde durch Sie inspiriert.

Endnoten

1 Fairburn, C. G. Essattacken stoppen. Ein Selbsthilfeprogramm gegen Binge Eating, Bern, Hans Huber, 2013

2 Polivy, J. und C. Herman. »Etiology of binge eating: Psychological mechanisms«, in: C. Fairburn und G. T. Wilson (Hrsg.) Binge Eating: Nature, Assessment and Treatment, New York, Guilford Press, 1993, S. 173–205

3 Herman, C. P. und D. Mack. »Restrained and unrestrained eating«, Journal of Personality, vol. 43, S. 647–660

4 Fairburn, C. G. Kognitive Verhaltenstherapie und Essstörungen, Schattauer, Stuttgart, 2012

5 https://www.healthyplace.com/eating-disorders/binge-eating-disorder/binge-eating-test

6 Wurtman J. J. und S. Suffes. The Serotonin Solution to achieve permanent weight control, Random House, 1996

7 Avena, N. M., Bocarsly, M. E. und B. G. Hoebel. »Animal models of sugar and fat bingeing: relationship to food addiction and increased body weight«, Methods of Molecular Biology, 2012, vol. 829, S. 351–365

8 Westwater, M. L., Fletcher, P. C. und H. Ziauddeen. »Sugar addiction: the state of the science«, European Journal of Nutrition, 2016, vol. 55 (Suppl. 2), S. 55–69.
Markus, C. R., Rogers, P. J., Brouns, F. und R. Schepers. »Eating dependence and weight gain; no human evidence for a ›sugar-addiction‹ model of overweight«, Appetite n° 114, 2017, S. 64–72

9 Burns, D. D. Feeling good: Depressionen überwinden, Selbstachtung gewinnen. Sich wieder wohlfühlen lernen. Paderborn, Junfermann, 2006, S. 44–52

10 Ngô, T. L., Chaloult, L. und J. Goulet. Guide de pratique pour le traitement du Trouble dépressif majeur, 2014

11 Safer, D.L., Telch, C.F. und E. Y. Chen. Dialectical behavior therapy for binge eating and bulimia, New York, Guilford Press, 2009

12 Linehan, M. M. Cognitive-behavioral treatment of borderline personality disorder, New York, Guilford Press, 1993

13 Safer D. L., Telch C. F. und E. Y. Chen. Dialectical behavior therapy for binge eating and bulimia, New York, Guilford Press, 2009

14 Übernommen aus dem Buch von Madeleine Beaudry und Jean-Marie Boisvert, S'affirmer et communiquer, Montréal, Éditions de l'Homme, 1979

15 Wang, G. J., Volkow, N. D.,Telang, F., Jayne, M. u.a. »Evidence of gender differences in the ability to inhibit brain activation elicited by food stimulation«, Proceedings of the National Academy of Sciences, vol. 106, no 4, 2009, S. 1249–1254

16 Safer, D. L., Telch, C. F. und E. Y. Chen. Dialectical behavior therapy for binge eating and bulimia, New York, Guilford Press, 2009

17 Cash, T. F. u.a. »How Has Body Image Changed? A Cross-Sectional Investigation of College Women and Men From 1983 to 2001«, Journal of Consulting and Clinical Psychology, vol. 72, no 6, 2004, S. 1081–1089

18 Kelly, A. C. und J. Carter. »Self-compassion training for binge eating disorder: A pilot randomized controlled trial«, Psychology and Psychotherapy: Theory, Research, and Practice, 2015, vol. 88, S. 285–303

19 Fairburn, C. G. Kognitive Verhaltenstherapie und Essstörungen, Schattauer, Stuttgart, 2012

20 Becker, D. F. und C. M. Grilo. »Childhood Maltreatment in Women with Binge-Eating Disorder: Associations with Psychiatric Comorbidity, Psychological Functioning, and Eating Pathology«, Eating and Weight Disorders: EWD, vol. 16 no 2, 2011, S. e113–e120

21 Hildebrandt, T., Loeb, K., Troupe, S. und S. Delinsky. »Adjunctive mirror exposure for eating disorders: a randomized controlled pilot study«, Behavior Research Therapy, vol. 50 no 12, 2012, S. 797–804

22 Field, T., Hernandez-Reif, M. und M. Diego. »Cortisol decreases and serotonin and dopamine increase following massage therapy«, International Journal of Neuroscience, vol. 115, 2005, S. 1397–1413

23 Gilbert, P. und J. Miles. Body Shame: Conceptualisation, Research and Treatment, 2014, 320 S.

24 Mahlo, L. und M. Tiggemann. »Yoga and positive body image: A test of the embodiment model«, Body image, vol. 18, September 2016, S. 135–142

25 Fairburn, C. G. und Z. Cooper. »The Eating Disorder Examination (twelfth edition)«, in: C. G. Fairburn und G. T. Wilson (Hrsg.), Binge Eating: Nature, Assessment and Treatment, New York, Guilford Press, 1993, S. 317–360

26 Hudson, J. I., Hiripi, E., Pope, H. G. und R. C. Kessler. »The prevalence and correlates of eating disorders in the National Comorbidity Survery Replication«, Biological Psychiatry, vol. 61 no 3, 2007, S. 348–358

27 Grilo, C. M., Masheb, R. M. und G. T. Wilson. »Efficacy of cognitive behavioral therapy and fluoxetine for the treatment of binge eating disorder: a randomized double-blind placebo-controlled comparison«, Biological Psychiatry, vol. 57 no 3, 2005, S. 301–309

28 Grilo, C. M. und R. M. Masheb. »Childhood maltreatment and personality disorders in adult patients with binge eating disorder«, Acta Psychiatrica Scandinavica, vol. 106 no 3, 2002, S. 183–188

29 Pope, H. G. Jr., Lalonde, J.K., Pindyck, J. u.a. »Binge eating disorder: a stable syndrome«, The American Journal of Psychiatry, vol. 163, no 12, Dezember 2006, S. 2181–2183

30 Yilmaz Z., Hardaway A. und C. Bulik. »Genetics and epigenetics of eating disorders«, Advances in Genomics and Genetics, vol. 5, 2015, S. 131–150

31 Smolak, L. und S. K. Murnen. »A meta-analytic examination of the relationship between child sexual abuse and eating disorders«, International Journal of Eating Disorders, vol. 31 no 2, 2002, S. 136–150

32 Nazar, B. P., Suwwan, R., de Sousa Pinna, C. M. u.a. »Influence of attention-deficit/hyperactivity disorder on binge eating behaviors and psychiatric comorbidity profile of obese women«, Comprehensive Psychiatry, vol. 55, no 3, 2013, S. 572–578

33 Sansone, R. A., Wiederman, M. W. und L. Sansone. »The prevalence of borderline personality disorder among individuals with obesity: a critical review of the literature«, Eating Behaviors, no 1, 2000, S. 93–104

34 Grilo, C. M. und R. M. Masheb. »Childhood maltreatment and personality disorders in adult patients with binge eating disorder«, Acta Psychiatria Scandinavia, 2002, vol. 106 no 3, 2002, S. 183–188
Hudson, J. I., Hiripi, E., Pope, H. G. Jr., und R. C. Kessler. »The prevalence and correlates of eating disorders in the National Comorbidity Survery Replication«, Biological Psychiatry, vol. 61 no 3, 2007, S. 348–358

35 Amianto, F., Ottone, L., Abbate Daga, G. und S. Fassino. »Binge-eating disorder diagnosis and treatment: a recap in front of DSM-5«, BMC Psychiatry, vol. 15, no 1, 2015

36 Institut universitaire en santé mentale de Montréal, Thérapie d'approche cognitivo-comportementale [online], www.iusmm.ca/hopital/usagers-/-famille/info-sur-la-sante-mentale/therapie-dapproche-cognitivo-comportementale.html.

37 Grilo, C. M, Masheb, R. M, Wilson, G. T., Gueorguieva, R. und M. A. White. »Cognitive-behavioral therapy, behavorial weight loss and Sequential Treatment for Obese Patients with Binge Eating Disorder: A randomized controlled Trial«, Journal of Consulting and Clinical Psychology, vol. 79, no 5, 2011, S. 675–685

38 Amianto, F. u. a. »Binge-eating disorder diagnosis and treatment: a recap in front of DSM-5«, BMC psychiatry, vol. 15, no 1, 2015

39 McElroy, S. L. u. a. »Psychopharmacologic treatment of eating disorders: emerging findings«, Current psychiatry reports, vol. 17, no 5, 2015

40 McElroy, S. L. u. a. »Lisdexamfetamine Dimesylate Effects on Binge Eating Behaviour and Obsessive–Compulsive and Impulsive Features in Adults with Binge Eating Disorder«, European Eating Disorders Review, vol. 24, no 3, 2016, p. 223–231

41 Morgan, J. F., Reid, F. und J. H. Lacey. The SCOFF questionnaire: assessment of a new screening tool for eating disorders, vol. 319, 1999, S. 1467

Register

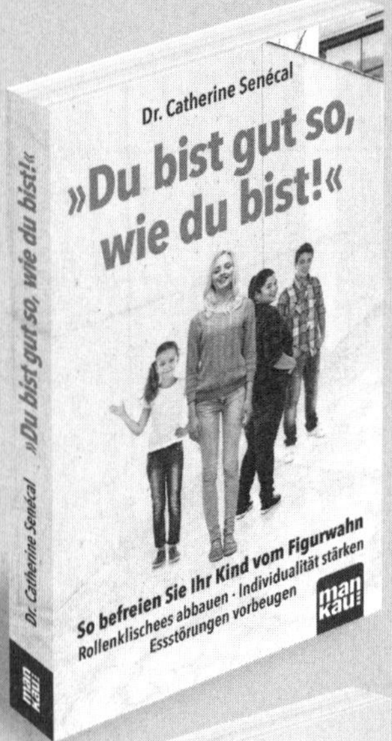

Dr. Catherine Senécal

DU BIST GUT SO, WIE DU BIST!

So befreien Sie Ihr Kind vom Figurwahn. Rollenklischees abbauen – Individualität stärken – Essstörungen vorbeugen

16,90 € (D) / 17,50 € (A)
ISBN 978-3-86374-544-8

„Essstörungen sind unter Kindern und Jugendlichen in unserer Gesellschaft ein zunehmendes Problem. Eltern stehen diesen Störungen oft hilflos gegenüber, und es ist schwer, den betroffenen Kindern zu helfen. Dr. Catherine Senécal ist promovierte Psychologin und Gründerin der CHANGE-Kliniken für kognitive Verhaltenstherapie in Kanada. In ihrem Buch gibt sie wertvolle Einblicke in die Struktur der verschiedenen Essstörungen, und was diesen zu Grunde liegt. (...) Lesenswert für alle Eltern."

Hannover Kid

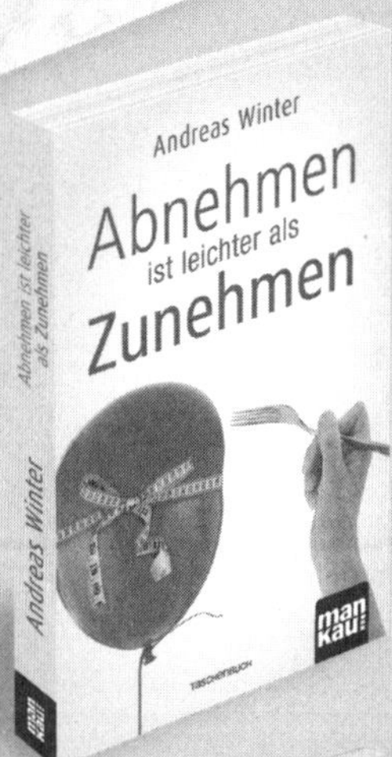

Andreas Winter

ABNEHMEN IST LEICHTER ALS ZUNEHMEN

9,95 € (D) / 10,30 € (A)
ISBN 978-3-86374-370-3

„... selten habe ich ein Buch gelesen, das mich so fasziniert hat. ‚Abnehmen ist leichter als Zunehmen' heißt der Titel ... un ist alles andere als schnöde Kost. Autor und Sozialpädagoge Andreas Winter erklärt darin, wie wir ticken, gibt ganz konkrete Anleitung zum Umdenken und zeigt an tollen Beispielen, wie das unser Leben verändern kann."

We love livin

„(...) Provokant, anschaulich und mit wissenschaftlicher Gründlichkeit (...)."

main-rheiner.d

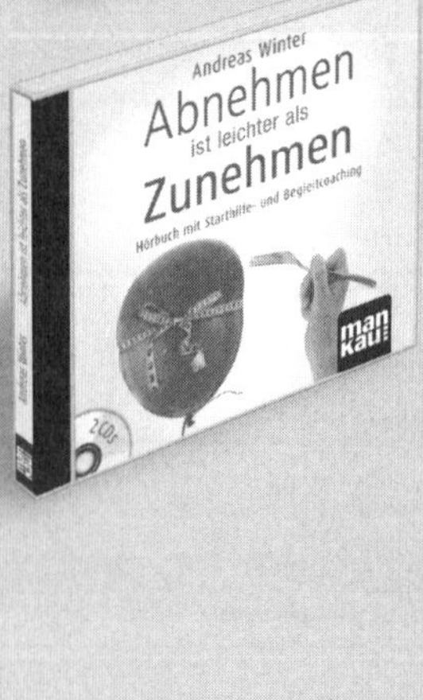

Andreas Winter

ABNEHMEN IST LEICHTER ALS ZUNEHMEN DAS HÖRBUCH

Mit Starthilfe- und Begleitcoaching

UVP 15,– € (D/A)
ISBN 978-3-86374-373-4

Wollen Sie hören, warum einige Menschen dick werden, obwohl sie vergleichsweise wenig essen? Und andere wiede rum schlank sind, obwohl die so viel essen, wie sie wollen? Andreas Winter zeigt: Jeder Mensch kann von jetzt auf gleic abnehmen und das gewünschte Gewicht halten, wenn er ganz genau weiß, warum er übergewichtig ist! Lassen Sie sich auf eine spannende tiefenpsychologische Analyse ein, die bisherige Ansätze auf den Kopf stellt.
Mit Starthilfe-Coaching!

Unsere Bücher erhalten Sie bei Ihrem Buchhändler!
Besuchen Sie auch unsere Internetseite mit Bestellmöglichkeit, Internetforum, Leseproben, Veranstaltungstipps und Newsletter: **www.mankau-verlag.de**

man kau